SANTO REMEDIO Rx entalla

DOCTOR JUAN RIVERA

SANTO REMEDIO
Rx *entalla*

CON LA ASESORÍA DE
SABRINA HERNÁNDEZ-CANO,
RDN, CDE, NC NUTRICIONISTA
Y DIETISTA LICENCIADA

AGUILAR

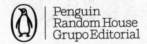

Penguin
Random House
Grupo Editorial

Primera edición: enero de 2023

Copyright © 2023, Juan Rivera
© 2023, Penguin Random House Grupo Editorial USA, LLC
8950 SW 74th Court, Suite 2010
Miami, FL 33156
AGUILAR es una marca de Penguin Random House Grupo Editorial

Fotografías del autor:
Felipe Cuevas, @culinarylense / Univision Communications Inc
Diseño de interiores: Fernando Ruiz

Los títulos y logotipos de Univision son las marcas registradas de Univision Communications Inc.

Impreso en Colombia / *Printed in Colombia*

ISBN: 978-1-64473-755-2

23 24 25 26 27   10 9 8 7 6 5 4 3 2 1

A mi comunidad hispana: gracias por el respeto, la confianza y, sobre todo, el cariño que me han demostrado en la última década de trabajo y servicio.

ÍNDICE

SEGUNDA PARTE
7 aliados para lograr tu meta y sus santos remedios

INTRODUCCIÓN

Siempre he dicho que la salud es un requisito para prosperar. Si tu cuerpo y tu mente no están en buena condición ¿cómo vas a dar lo mejor de ti en tu trabajo, en tus relaciones familiares e inclusive, en tus relaciones amorosas y sexuales? Tu salud y bienestar son prioridad. La manera inteligente de pensar y proceder cuando se trata de cuidarte es bajo la sombrilla de la prevención. No puedes esperar a tener diabetes, dolores de pecho, artritis severa o cáncer, para entonces querer hacer algo al respecto. La inversión tiene que ser diaria y proactiva. Tu balance de vida, cuánto énfasis le pones a la prevención, es lo que va a determinar la calidad de tu vida en el futuro y también tu longevidad.

Existen muchos factores en nuestra vida diaria que son importantes y a los que hay que atender: dormir, hacer ejercicio, controlar el estrés, mantener las relaciones sociales o moderar el consumo de alcohol, por poner algunos ejemplos. Todos en conjunto determinan quienes somos y qué hacemos por nuestra salud, pero existe un factor de riesgo en nuestra sociedad que está completamente fuera de control: la obesidad.

De acuerdo con estadísticas de los Centros de Control y Prevención de Enfermedades (CDC), el 45 % de los adultos hispanos padecen de obesidad. Esto quiere decir que el 45 % tiene un índice de masa corporal por encima de 30. ¡Esto es una epidemia!

La obesidad es responsable de más muertes y de un nivel más alto de cronicidad que el COVID. Sin embargo, no veo a muchas personas ni a las autoridades gubernamentales o de salud tratar este problema con la misma urgencia e intensidad que han tratado el COVID. Siento que existe un nivel general de resignación, lo cual es una postura peligrosa, no solo desde el punto de vista del individuo como tal, sino también desde el punto de vista de salud pública.

Mi pasión como internista y cardiólogo es la prevención. Es por eso que durante la última década me he dedicado a educar y a crear herramientas de salud preventiva para ayudar a nuestra comunidad. En el ámbito de la obesidad comencé creando *Reto 28,* un programa de nutrición de 28 días supervisado por mi amiga y colega la nutricionista Sabrina Hernández-Cano. Más de un millón de personas han utilizado *Reto 28* a través de los años con miles y miles de historias de éxito. La semana pasada, de hecho, desayunando en Graziano's, un lugar cerca de Univision, se me acerca una señora para contarme que perdió 82 libras con el programa y me contaba cómo su vida cambió por completo. Esa sonrisa, ese abrazo, se quedarán grabados en mi mente. Y de eso se trata mi misión.

Luego del éxito de *Reto 28* sentí la necesidad de dar el próximo paso y crear un programa para perder peso que no solo incluyera la parte de nutrición, sino que también destacara productos naturales que ayuden a las personas con problemas específicos, que mi experiencia a lo largo de los años me ha enseñado que son en realidad bastante comunes: la falta de fibra en la dieta, el deterioro del metabolismo y el control de la ansiedad a través de la comida son algunos de esos problemas que afectan a muchas personas y les impiden tener éxito.

Con este objetivo surge la idea de crear Entalla, un programa completo y natural que no solo ayuda a las personas a escoger el mejor plan de alimentación sino también, a través de los productos, los ayuda con los problemas específicos que mencioné anteriormente. El Super Slim Café es un café funcional colombiano que contiene 5 gramos de fibra, una infusión de té verde para quemar grasa y más de 12 superalimentos, entre ellos, la canela, la cúrcuma, el jengibre y la ashwagandha. El MetaBoost contiene una infusión de té verde que logra aumentar el metabolismo de esas personas para conseguir que su cuerpo trabaje para ellos y no en su contra. Uno de mis productos favoritos es el Will Po(w)der. Lo llamo el polvito de la fuerza de voluntad, ya que ayuda a combatir el estrés que nos hace comer sin parar. Finalmente, los Skinny Yummy Gummies, las gomitas de fibra que ayudan a mantener la sensación de saciedad. ¡Todo está fríamente calculado!

El programa de alimentación de Entalla es muy fácil de seguir y se ajusta a tus necesidades y gustos. Puedes escoger el plan que mejor te parezca: puede ser uno keto saludable, mediterráneo, de bajo índice glucémico, paleo, vegano o de ayuno intermitente. Si se siguen al pie de la letra, cualquiera de ellos te conducirá a lograr tu meta. En este libro también encontrarás santos remedios que te resultarán muy útiles durante tu proceso de transformación.

Lograr tu peso ideal va más allá de cómo te ves en el espejo. Todos nos queremos ver bien y eso no tiene nada de malo. Sin embargo, cuando tu cerebro procesa el hecho de que tu salud depende grandemente de que te mantengas en talla, comienzas a hacer cambios permanentes en tu estilo de vida. Estudios demuestran que perder solamente 5 libras ya tiene un efecto positivo en tus números metabólicos.

Como te dije en mi primer libro: ¡poquito a poco! Espero que *Santo remedio Entalla* sea lo que te hacía falta para tomar el control de tu salud. Por favor, acuérdate de que esto no es una competencia y que tampoco lo debes hacer para ajustarte a conceptos y percepciones creados por la sociedad sobre cómo te debes ver y cuánto debes pesar. Este proceso es individual y el único juez al final eres tú. Recuerda que existen parámetros médicos de salud (tu nivel de azúcar, colesterol, presión sanguínea etc.) y te invito a que les prestes atención junto a tu doctor.

Gracias por la confianza de siempre y espero poder poner mi granito de arena en esta nueva etapa de tu vida.

Doctor Juan

Para más información sobre Entalla visita:
mientalla.com

PRIMERA PARTE

Un cuerpo saludable y en su talla

CAPÍTULO 1

¿QUÉ ES ENTALLA?

Voy a comenzar por decirte lo que NO es Entalla: no es una dieta con trucos. Se trata de un programa de alimentación con el que vas a lograr tres objetivos a corto, mediano y largo plazo: bajar de peso, tener una mejor nutrición y estar más saludable. El programa consta de tres partes, que te explico a continuación brevemente, pero que exploraremos en profundidad en los próximos capítulos:

Limpieza

Esta primera fase es un *detox*. Básicamente es una transición en la que te ayudaré a consumir alimentos que disminuirán la inflamación que has acumulado en el cuerpo, como resultado de haber consumido por mucho tiempo alimentos que no debías.

La fase de limpieza dura siete días, en los cuales vas a bajar de peso y vas a empezar a sentirte con más energía y más saludable. La puedes hacer ya sea con un tipo de alimentación basado en plantas (*plant-based*) o incluyendo proteína animal. Como verás a lo largo de estas páginas, el programa Entalla te brinda muchas opciones.

Pérdida de peso

Esta segunda fase es la más importante pues bajarás a tu peso ideal y llegarás a tu meta. (De una vez te advierto que no debes saltarte los pasos. Antes de llegar a la segunda fase, debes realizar la primera).

Lo que más me gusta de esta fase, es que el programa se ajusta a ti y puedes escoger entre seis tipos de estilos de vida nutricional, todos son efectivos y sus planes de alimentación han sido desarrollados considerando un consumo de alrededor de 1,500 calorías diarias.

¿De qué depende cuál eliges? Básicamente de tus *gustos, preferencias* y *actividades*:

• **Keto saludable:** si quieres llegar a un estado de cetosis (estado metabólico donde el cuerpo quema grasa para obtener energía por falta de carbohidratos), comiendo grasas saludables. Así como optar solo por bayas y dejar de lado el resto de las frutas. Si estás dispuesto a renunciar al consumo de dulces, entonces esta es para ti.

• **Bajo índice glucémico:** si deseas mantener tu ingesta de azúcar lo más baja posible, evitando alcohol, alimentos hechos con harinas blancas, dulces, pasteles y ciertos alimentos altos en índice glucémico. Si no realizas ejercicio con frecuencia y te gusta la idea de probar un programa de comidas que puedas organizar por su nivel de azúcar, usando ese listado para elegir la comida de bajo nivel y evitar aquellas con alto, esta dieta es para ti.

• **Ayuno intermitente:** si deseas comer lo que quieras durante 8 horas y abstenerte de alimentos durante las otras 16, incluyendo meriendas nocturnas, pero sin restricciones de qué frutas puedes elegir, esta podría ser tu opción.

- **Basada en plantas:** si deseas eliminar la carne de tu dieta, eres vegetariano o vegano, este es para ti.
- **Mediterránea:** si deseas comer una variedad de comidas, incluyendo, granos integrales como el bulgur, trigo y cebada; frutas como peras, manzanas, naranjas y sandías; vegetales y grasas saludables. Si estás dispuesto a eliminar carnes procesadas, disminuir la cantidad de carne roja y obtener la mayoría de tus vitaminas a través de tu alimentación, entonces esta es para ti.
- **Paleo:** si deseas comer como nuestros ancestros y estás dispuesto a dejar de lado los granos, frijoles y la leche (envasada); si deseas eliminar el gluten, el trigo y prefieres una dieta basada en carne, pescado, vegetales, frutas, semillas y nueces, esta es para ti.

Puedes cambiar de tipo de alimentación y ver cuál se adapta mejor a tu estilo de vida y a tus gustos. Eso no significa que uno sea mejor que el otro.

Cada uno de esos estilos de vida va acompañado de un plan de alimentación —con recetas—, que ha sido diseñado por doctores y nutricionistas. La verdad es que es muy sencillo y todos tienen esta estructura:

- Dos batidos de proteína al día.
- Una comida, tú decides si es desayuno, almuerzo o cena.
- Dos meriendas al día.

Como ves, el programa Entalla es un plan de nutrición práctico y sencillo: el número total de las calorías que consumas es suficiente para mantenerte apropiadamente nutrido y saludable, pero a la vez, bajando de peso, hasta que llegues a la tercera fase.

Mantenimiento

Esta tercera fase es la que te va a acompañar a largo plazo, para mantener los resultados que has logrado. El programa Entalla está complementado por una serie de productos que hemos desarrollado para apoyarte y facilitarte el proceso, todos basados en evidencia científica. De manera que a quien le gusta un cafecito en la mañana, le recomiendo el café de Entalla que contiene ingredientes que pueden ayudar a bajar de peso, quemar grasa y, además, contiene fibra.

Más adelante te daré algunos trucos para controlar el apetito (como comer las *gummies* de Entalla antes de esa comida que vas a hacer en el día), veremos cómo controlar esas ansias de comer que a muchos les da entre las 2:00 p. m. y las 8:00 p. m., y también cómo activar tu metabolismo.

Muy bien, a estas alturas ya sabes lo que es Entalla, pero ¿sabes lo que es estar *en talla*? Quiere decir tener tu cuerpo en las medidas óptimas, pero también quiere decir estar bien por dentro: que tus números metabólicos estén bien, que tu sistema emocional esté bien.

El programa Entalla ha sido creado para ti doctores y nutricionistas, y ajustado a tus necesidades, tu cultura y a lo que sabemos que necesitas consumir para estar saludable.

> **Para más información sobre Entalla visita:**
> mientalla.com

CAPÍTULO 2

FASE 1: LIMPIEZA

El objetivo de la fase de limpieza de Entalla es preparar el cuerpo para lograr el éxito a largo plazo. Es algo así como organizar la casa antes de comprar ese espectacular mueble nuevo que tanto te gusta.

Esta fase está diseñada para ayudar al proceso de desintoxicación natural del cuerpo. Nuestro organismo está lidiando permanentemente con las toxinas producidas por el proceso metabólico, así como por los alimentos que comemos, el aire que respiramos y el ambiente en el que vivimos. Los alimentos procesados en particular están llenos de ingredientes que causan inflamación.

¿Por qué comenzar con la fase de limpieza?

La fase de limpieza le da a tu cuerpo el descanso y la nutrición que necesita para curarse a sí mismo. Le ayudas a llenarse con macro y micronutrientes claves como proteínas de alta calidad, carbohidratos complejos y grasas saludables.

Con una duración de siete días —tiempo suficiente para producir una desintoxicación metabólica suave y profunda—, en esta fase debes eliminar los alimentos procesados y preparar el cuerpo y la mente para una mejor absorción de nutrientes que te llevarán a un estilo de vida más saludable.

Lo bueno de esta fase es que elimina tantas sustancias que no son naturales o potencialmente tóxicas como es posible. Por ejemplo, eliminarás edulcorantes artificiales y azúcares, toxinas de envases plásticos, el mercurio de ciertos pescados y el exceso de grasas saturadas, entre otros.

Tu plan diario

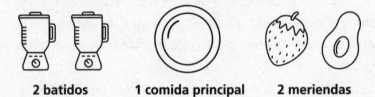

2 batidos   **1 comida principal**   **2 meriendas**

Así es como se verá tu agenda de comidas diaria. Puedes organizar tus batidos, comidas y meriendas a lo largo del día de la manera que mejor se adapte a ti y a tu horario.

Duración de la limpieza: 7 días

¿Qué poner en un batido? ¿Qué poner en una comida principal? ¿Qué poner en una merienda? Haz 2 batidos al día. Disfruta de 1 comida al día. Haz 2 meriendas al día.

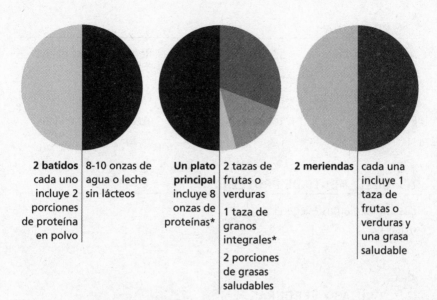

| **2 batidos** cada uno incluye 2 porciones de proteína en polvo | 8-10 onzas de agua o leche sin lácteos | **Un plato principal** incluye 8 onzas de proteínas* | 2 tazas de frutas o verduras

1 taza de granos integrales*

2 porciones de grasas saludables | **2 meriendas** | cada una incluye 1 taza de frutas o verduras y una grasa saludable |

*No consumas alimentos enlatados

Lista de alimentos permitidos

PROTEÍNA

Proteínas de origen animal:	Langostinos	*Proteínas de origen vegetal:*
Pollo	Cangrejo	Todos los frijoles
Pavo	Almejas	Frijoles negros
Pato	Langosta	Arvejas
Pescados y mariscos:	Mejillones	Soja
Salmón	Ostras	Frijoles pintos
Arenque	Vieiras	Frijoles blancos
Trucha	Camarones	Frijoles riñón/rojo
Caballa	Huevos (1 huevo = 1 onza)	Lentejas
		Garbanzos

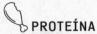
PROTEÍNA

Arvejas partidas	Seitán	Requesón / cottage no
Tofu	Levadura nutricional	lácteo
Tempeh	Espirulina	Queso no lácteo
Edamame	Yogur no lácteo	Yogur helado no lácteo

SUPLEMENTO DE PROTEÍNA

Basado en plantas / vegana

Vainilla

FRUTAS Y VERDURAS

Manzana	Yaca	Fruta de la pasión (maracuyá)
Albaricoque	Ciruela	Pera
Acerola	Kiwi	Caqui
Banana	Fresa	Pitaya (fruta dragón)
Grosella negra	Melocotón	Piña
Arándano	Mandarina	Plátano
Melón cantalupo	Kumquat	Tuna / tuna del nopal
Carambola	Limón	Ciruelas pasas
Chirimoya	Lima	Membrillo
Cereza	Longan	Frambuesa
Clementina	Níspero	Manzana rosa
Arándano	Lichi	Zapote
Saúco	Mango	Mamey
Higo	Naranja	Guanábana
Toronja	Papaya	Fresa
Uva	Mangostán	Tamarindo
Guayaba	Mora	Sandía
Melón de miel	Nectarina	Açaí

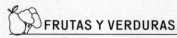

Baya de goji	Berza	Arvejas verdes
Baya dorada	Calabaza de cuello	Pimentón rojo / verde /
Hojas de amaranto	torcido	amarillo / anaranjado
Arrurruz	Pepino	Calabaza
Alcachofa	Daikon	Ruibarbo
Rúcula	Diente de león	Radicchio
Espárrago	Berenjena	Rábano
Brote de bambú	Edamame	Chalote
Remolacha	Habichuelas	Guisantes blancos
Endivia belga	Hinojo	Calabaza espagueti
Melón amargo	Raíz de jengibre	Espinaca
Bok choy	Habichuelas	Arveja dulce
Brócoli	Rábano picante	Acelga
Brócoli rabe	Jícama	Tomatillo
Coles de Bruselas	Col rizada	Tomates distintas
Repollo	Puerros	variedades
Zanahoria	Lechugas de todo	Nabos
Yuca	tipo	Berros
Coliflor	Setas	Raíz de ñame
Apio	Hojas de mostaza	Calabacín
Chayote	Ocra	
Achicoria	Chirivía	

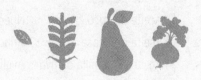

GRANOS INTEGRALES/ CARBOHIDRATOS

Amaranto	Avena partida	Bulgur
Alforfón	Espelta	Mijo
Remolachas	Teff	Cebada entera
Quinua	Arroz salvaje	Arroz integral
Granos germinados	Papas dulces	Palomitas
Avena entera	Farro	

 CONDIMENTOS

Todas las especias	Jengibre	Vainilla
Albahaca	Nuez moscada	Cardo
Hojas de laurel	Cebolla en polvo	Menta
Pimienta cayena	Orégano	Cilantro
Chile en polvo	Pimentón	Perejil
Canela	Pimienta	Jalapeño
Clavo	Hojuelas de pimiento rojo	Sal
Comino	Romero	Vinagre de arroz
Curri en polvo	Azafrán	Crema sin lácteos
Eneldo	Salvia	Ajo
Ajo en polvo	Estragón	Jugo de limón
Pimienta negra	Tomillo	Aminoácidos líquidos

GRASAS SALUDABLES

Aceite de aguacate	Aceite de nuez	Almendras
Aguacate	Aceite de coco	Nueces de Brasil
Aceite de oliva extra virgen	Aceite de linaza	Anacardos
	Aceite de semilla de uva	Avellanas
Aceite de sésamo sin refinar prensado en frío	Crema no láctea	Semillas de chía
	Aceite de macadamia	Nueces de macadamia

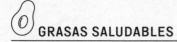

GRASAS SALUDABLES

Nueces pecanas	Semillas de calabaza	Semillas de linaza
Piñones	Semillas de sésamo	Nuez moscada
Pistachos	Semillas de girasol	
Semillas de amapola	Nueces	

LÁCTEOS / ALTERNATIVAS VEGANAS

Leche de almendras	Leche de arroz
Leche de anacardo	Leche de soja
Leche de avena	Leche de coco baja en grasa

LO QUE SÍ PUEDES CONSUMIR

Agua: 1 galón diario (o 128 onzas)

Añadir al agua el jugo de un limón.

Beneficio: los limones tienen una gran cantidad de antioxidantes, fibra, fitoquímicos, minerales y vitamina C que son esenciales para funciones saludables del cuerpo como la digestión, eliminación y absorción de nutrientes.

Recomendación: bebe al menos la mitad del agua antes del mediodía y la otra mitad después.

Café: puedes agregarle un sustituto del azúcar como el agave.

Polvo de proteína para batidos: si consumes proteínas animales, elige una proteína de calidad. Si eliges el plan a base de plantas, usa una proteína basada en plantas.

Frutas y verduras: deben ser frescas o congeladas, no enlatadas.

Bebidas permitidas: té verde, matcha o cacao sin azúcar.

Trampa permitida: 1 pulgada de chocolate amargo al día, que tenga al menos 70 % de cacao.

Estilos de cocción: al horno, a la parrilla, frito con aire o salteado.

Condimentos: limitados / al gusto, de la lista de condimentos sugerida en la dieta.

Además:

Duerme	Camina	Medita
Al menos 8 horas diarias	10 mil a 15 mil pasos al día	5-10 minutos diarios

---

LO QUE NO DEBES CONSUMIR

Pescados con alto contenido de mercurio (pez espada, blanquillo, Marlin, entre otros).

Aceites vegetales y refinados de semillas (como de maíz, girasol y soja, entre otros).

Ácidos grasos saturados (alimentos fritos, tocino, mantequilla, crema agria, queso crema, grasa de coco y ghee, entre otros).

Pan, cereales, azúcares o edulcorantes artificiales.

Alimentos fritos, al carbón o asados.

Alcohol.

Carnes rojas o cerdo.

Gluten.

Maní.

Lácteos.

Alimentos enlatados o procesados.

Tu plan de alimentación durante la fase 1

Ahora que sabes con qué ingredientes preparar tus batidos, comidas y meriendas, aquí tienes una descripción general del consumo total de alimentos durante un día.

TIPO DE ALIMENTOS	CANTIDAD TOTAL DIARIA
Suplemento de proteína	2 raciones al día (2 medidas x porción)
Proteínas*	8 onzas
Verduras & Frutas	4 tazas
Granos integrales	1 taza
Grasas saludables	4 cucharadas (¼ de taza)
Leche sin lácteos	16 onzas
Agua	1 galón (128 onzas)

*No consumas alimentos enlatados

Tus nutrientes en números

- Alrededor de 1,500 calorías diarias.
- 40 % de la dieta está compuesta por carbohidratos, alrededor de 150 g (600 calorías).
- 30 % de la dieta está compuesta por proteínas, alrededor de 112 g (450 calorías).
- 30 % de la dieta está compuesta por grasas saludables, alrededor de 50 g (450 calorías).

Los porcentajes pueden variar.

Al igual que con el inicio de cualquier nuevo plan de dieta, consulta con tu médico antes de comenzar.

RECETAS PARA LA FASE 1

A continuación, te ofrecemos unas deliciosas recetas para que esta fase inicial de limpieza la comiences sin problema. Recuerda, es sumamente importante que tu desayuno diario lo acompañes de un vaso de 8 onzas de agua con lima o limón. ¡Que te aproveche!

DESAYUNOS

Huevos verdes campestres

INGREDIENTES:

1 cucharada de aceite de oliva para los huevos salteados

1 cucharada de cebolla picada, ajo, y tomates para cubrir los huevos

2 tazas de espinacas cocidas

2 huevos salteados

Sal y pimienta al gusto

6 onzas de pavo

1 taza de arroz salvaje

2 cucharadas de piñones

PREPARACIÓN:

En una sartén antiadherente añade el aceite de oliva, el ajo y la cebolla. Cocina las espinacas hasta que se ablanden y reserva en la sartén. Añade los huevos y cocínalos. Añade sal y pimienta al gusto. Acompaña tu plato con una rodaja de pavo y arroz salvaje cocido. Añade los piñones al arroz, decora con tomates y disfruta tu desayuno.

Avena con salmón ahumado

INGREDIENTES:

- 1 taza de avena
- 1 taza de leche de origen vegetal (almendras, coco)
- 1 cucharada de aceite de sésamo
- 1 cucharadita de nueces
- 1 cucharadita de semillas de calabaza
- 1 cucharadita de nueces pecanas
- ¼ de taza de pasas doradas (*golden raisins*)
- 1 taza de duraznos en rodajas
- 1 cucharadita de miel
- Canela para espolvorear
- 8 onzas de salmón ahumado o pavo (para acompañar)
- 1 cucharadita de cebollín picado

PREPARACIÓN:

En una olla mediana, cocina la avena en leche vegetal. En una sartén aparte, añade el aceite de sésamo, las nueces, las semillas, las pasas y saltea ligeramente. Vierte sobre la avena cocida. Añade los duraznos frescos en rodajas. Rocía con miel y espolvorea la canela. Adorna el salmón o el pavo con el cebollín y sirve como guarnición.

Parfait cremoso de quinua y bayas

INGREDIENTES:

- 1 taza de quinua
- 2 tazas de diferentes bayas
- 8 onzas de yogur sin lácteos
- 2 cucharadas de almendras ralladas o en lascas
- 2 cucharadas de nueces
- Canela, nuez moscada y cardamomo para espolvorear

PREPARACIÓN:

Cocina la quinua. Deja enfriar, añade los frutos rojos, el yogur y finaliza espolvoreando por encima con las almendras y las nueces.

Pavo con farro fresco

INGREDIENTES:

2 cucharadas de aceite de oliva

1 taza de coliflor

1 taza de judías verdes

Sal y pimienta al gusto

8 onzas de filete de pavo

2 dientes de ajo

Cebollín

1 taza de farro cocido en caldo
  de verduras

PREPARACIÓN:

Precalienta el horno a 350 °F. Vierte aceite de oliva sobre la coliflor y las judías verdes. Añade sal y pimienta y asa durante 25 minutos. Cocina el pavo en aceite de oliva, ajo y cebollines. Sazona con sal, pimienta y cúrcuma. Cocina el farro en caldo de verduras para darle más sabor siguiendo las instrucciones del paquete.

Ensalada de verduras con pollo

INGREDIENTES:

8 onzas de pollo cocido y cortado
  en cubos

2 tazas de ensalada verde mixta,
  cebolla, tomate, pepino

1 taza de garbanzos

2 cucharadas de aceite de oliva

1 cucharadita de cilantro picado

Sal y pimienta

PREPARACIÓN:

Combina todos los ingredientes y sirve como ensalada. Adereza con aceite de oliva, sal y pimienta. ¡Buen provecho!

Bol de pollo salteado con nueces

INGREDIENTES:

1 taza de arroz salvaje	Sal y pimienta al gusto
1 cucharada de aceite de sésamo	8 onzas de pollo
2 dientes de ajo picados	1 taza de zanahorias
1 trocito de jengibre	1 taza de brócoli
1 cucharadita de miel	2 cucharadas de nueces
1 cucharada de vinagre de arroz	2 hojas de salvia fresca picada

PREPARACIÓN:

Cocina el arroz salvaje según las instrucciones del paquete. En una olla añade el aceite de sésamo, el ajo, el jengibre, la miel, el vinagre de arroz, la sal, la pimienta, el pollo y saltéalo. Añade el resto de los ingredientes y mezcla todo hasta que el pollo esté completamente cocido y las verduras tiernas. Combina el arroz con todos los ingredientes y sirve con una pizca de salvia fresca.

MERIENDAS

Snack de frutos secos y bayas

INGREDIENTES:

1 taza de arándanos	2 cucharadas de nueces

PREPARACIÓN:

Simplemente disfruta de esta nutritiva combinación.

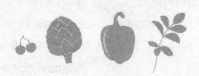

Ensalada refrescante con nueces

INGREDIENTES:

Sal, pimienta y vinagre

1 taza de pepino picado

2 cucharadas de nueces mixtas

PREPARACIÓN:

Añade sal, pimienta y vinagre a los pepinos y sírvelos fríos junto con las nueces mixtas.

Bol dulce y crujiente

INGREDIENTES:

1 taza de uvas rojas o verdes

2 cucharadas de semillas de calabaza

PREPARACIÓN:

Combina los ingredientes y disfruta.

CENAS

Ceviche de camarones

INGREDIENTES:

1 taza u 8 onzas de ceviche de camarones

Jugo de 2 limones grandes (cuenta esto como la otra ½ taza de fruta)

2 cucharadas de menta picada

2 cucharadas de hojas de cilantro

½ taza de jugo de naranja

1 jalapeño pequeño

1 taza de camote cortado en cubos

1 taza de ensalada verde mixta con tomate y cebolla

2 cucharadas de aceite de oliva extra virgen

Sal y pimienta

½ cucharada de leche de coco (como condimento)

PREPARACIÓN:

Cocina, pela y deja enfriar los camarones. Combina todos los ingredientes, agrega un chorrito de leche de coco y sirve con la ensalada.

Bacalao sobre lecho de amaranto

INGREDIENTES:

1 cucharada de aceite de oliva

2 dientes de ajo

8 onzas de bacalao

1 taza de brócoli

1 taza de zanahorias

Sal y pimienta al gusto

2 cucharadas de cilantro

1 taza de amaranto (o cualquier grano saludable en la lista de alimentos)

2 cucharadas de sidra de manzana

1 taza de agua

3 tazas de caldo de verduras

1 cucharada de aceite de coco

1 cucharada de cebolletas

1 cucharada de salvia fresca

PREPARACIÓN:

En una olla mediana, calienta el aceite de oliva y el ajo. Añade el bacalao, el brócoli y la zanahoria para saltear. Añade sal y pimienta al gusto y espolvorea el cilantro sobre el bacalao. En un tazón mediano, remoja el amaranto en dos cucharadas de sidra de manzana y una taza de agua. Cubre y coloca en un espacio oscuro entre 6-24 horas. Pon a hervir el amaranto en el caldo de verduras, y luego saltea en el aceite de coco con las cebolletas y la salvia fresca. Sirve el bacalao sobre el grano de amaranto, acompañado del brócoli y las zanahorias.

Sopa de estilo oriental

INGREDIENTES:

2 cucharadas de aceite de oliva

1 taza de camote en cubos

8 onzas de tofu

2 dientes de ajo

1 taza de vegetales mixtos

½ taza de puerros

½ taza de hongos de bambú

1 taza de caldo de verduras

1 cucharada de cilantro

1 cucharada de jengibre fresco

1 cucharadita de cúrcuma

Sal pimienta al gusto

PREPARACIÓN:

Vierte 1 cucharada de aceite de oliva sobre la batata o camote y pon a asar en el horno a 350 °F durante 25 minutos o hasta que esté tierna. En una sartén pequeña, saltear el tofu con una cucharada de aceite de oliva y ajo. En una olla mediana, caliente el caldo y añade todos los ingredientes, incluidos los cubos de camote. Cocina a fuego lento durante 10 minutos o hasta que las verduras estén tiernas.

CAPÍTULO 3

FASE 2: PÉRDIDA DE PESO

El primer paso es seleccionar un estilo de alimentación de los que te mostramos a continuación. No te preocupes, si el que has elegido no te convence, puedes cambiarlo por otro más adelante. Para hacerte más fácil decidir, a continuación, te hablo de cada uno de ellos, las razones por las que te pueden interesar, los alimentos que puedes y los que no puedes consumir en cada uno de ellos y el plan de alimentación de cada uno de estos estilos. Empezamos.

KETO SALUDABLE

Este estilo de alimentación es alto en grasas, permite un consumo moderado de proteínas y es extremadamente bajo en carbohidratos. Esta combinación hace que tu cuerpo reciba mejor calidad de grasas mientras está en un estado que se denomina cetosis, que hace que tu cuerpo convierta la grasa acumulada en energía.

¿Por qué escoger este estilo de alimentación?

Esta dieta es muy eficaz en la pérdida de peso y además tiene múltiples efectos beneficiosos para la salud. Estudios científicos han demostrado que esta dieta disminuye el riesgo de diabetes tipo 2, Alzheimer y cáncer, y ayuda al control de la epilepsia y el Parkinson.

Otro de los beneficios de este estilo de alimentación, es que ayuda a obtener resultados en aquellas personas que desean reducir su adicción al azúcar y a los carbohidratos altos.

El estilo de dieta Keto saludable, sustituye las grasas saturadas por grasas más sanas (por ejemplo, el aceite de oliva) y permite el consumo con moderación de algunas grasas animales y de una pequeña cantidad de carbohidratos.

Tu plan diario

Así es como se verá tu agenda de comidas diaria. Puedes organizar tus batidos, comidas y meriendas a lo largo del día de la manera que mejor se adapte a ti y a tu horario.

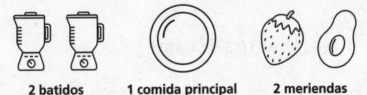

2 batidos　　**1 comida principal**　　**2 meriendas**

Construyendo tus comidas

¿Qué poner en un batido? ¿Qué poner en una comida principal? ¿Qué poner en una merienda? Haz 2 batidos al día. Disfruta de 1 comida al día. Haz 2 meriendas al día.

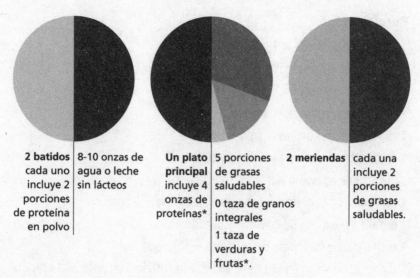

| 2 batidos cada uno incluye 2 porciones de proteína en polvo | 8-10 onzas de agua o leche sin lácteos | Un plato principal incluye 4 onzas de proteínas* | 5 porciones de grasas saludables
0 taza de granos integrales
1 taza de verduras y frutas*. | 2 meriendas | cada una incluye 2 porciones de grasas saludables. |

*No consumas alimentos enlatados

Lista de alimentos permitidos

GRASAS SALUDABLES

Aceite de aguacate	Mantequilla de animales alimentados con pasto	Nueces pecanas
Aguacates		Piñones
Aceite de oliva extra virgen	Mantequilla entera de almendras	Pistachos
Aceite de sésamo sin refinar prensado en frío	Mantequilla entera de nueces	Semillas de amapola Semillas de calabaza Semillas de sésamo
Aceite de nuez	Almendras	Semillas de girasol
Aceite de coco	Nueces de Brasil	Nueces
Aceite de linaza	Anacardos	Semillas de linaza
Aceite de semilla de uva	Castañas	Nuez moscada
Crema no láctea	Semillas de chía	Coco rallado
Aceite de macadamia	Avellanas	Crema agria
	Nueces de macadamia	

Porciones

1 cucharada de aceite = 1 porción

1 cucharada de mantequilla de nueces = 1 porción

½ aguacate = 1 porción

2 cucharadas de nueces = 1 porción

2 cucharadas de semillas = 1 porción

4 cucharadas de crema agria = 1 porción

¼ de taza de queso no lácteo = 1 porción

4 cucharadas de aderezo vegano para ensaladas = 1 porción

1 onza o 1 rebanada de queso = 1 porción

1 cucharada de mayonesa de aguacate = 1 porción

1 cucharada de mantequilla de animales alimentados con pasto = 1 porción

2 cucharadas de coco rallado = 1 porción

Bebidas alcohólicas

5 onzas de vino = 1 porción de grasa

12 onzas de cerveza = 1 porción de grasa

1.5 onzas de alcohol destilado = 1 porción de grasa

6 onzas de bebidas mezcladas = 3 porciones de grasa

6 onzas de piña colada = 4 porciones de grasa

PROTEÍNAS

Pollo	Cordero	Atún fresco
Tocino de espalda	Pato	Gambas
Pavo	*Pescados y mariscos:*	Cangrejo
Aves de corral	Salmón	Almejas
Carne roja	Arenque	Langosta
Chuletas de cerdo	Caballa	Mejillones
Conejo	Trucha	Ostras
Cabra	Pargo	Vieiras
Lomo de cerdo	Sardinas frescas	Camarones
		Huevos (1 huevo = 1 onza)

FRUTAS Y VERDURAS

Moras	Melón amargo	Diente de león verde
Arándanos	Bok choy	Edamame
Frambuesas	Brócoli	Berenjena
Fresas	Brócoli rabe	Hinojo
Peras	Coles de Bruselas	Raíz de jengibre
Manzana	Repollo	Habichuelas
Kiwi	Hojas de berza	Rábano picante
Granada	Coliflor	Jícama
Melón cantalupo	Apio	Col rizada
Hojas de amaranto	Chayote	Puerros
Arrurruz	Achicoria	Lechugas de todo tipo
Alcachofa	Ciruela	Setas
Rúcula	Calabaza de cuello	Hojas de mostaza
Espárragos	torcido	Ocra
Brotes de bambú	Pepino	Acelga
Escarola belga	Rábano	

 LÁCTEOS / ALTERNATIVAS VEGANAS

Leche de almendras	Leche de arroz
Leche de anacardo	Leche de soja
Leche de coco baja en grasa	Leche baja en grasa
Leche de avena	

 CONDIMENTOS

Todas las especias	Chile en polvo	Curri en polvo
Albahaca	Canela	Eneldo
Hojas de laurel	Clavo	Ajo en polvo
Pimienta cayena	Comino	Pimienta negra

CONDIMENTOS

Jengibre	Cilantro	Cebollines
Nuez moscada	Perejil	Lavanda
Cebolla en polvo	Jalapeño	Anís
Orégano	Sal	Bergamota
Pimentón	Vinagre balsámico	Hojas de laurel
Pimienta	Vinagre de arroz	Cúrcuma
Hojuelas de pimiento rojo	Ajo	Aloe vera
	Cebollas rojas, amarillas y blancas	Manzanilla
Romero		Bálsamo de limón
Azafrán	Jugo de limón	Hibisco
Salvia	Aminoácidos líquidos	Miel
Estragón	Mostaza	Jugo de naranjas
Tomillo	Semillas de mostaza	Ralladura de naranja
Vainilla	Polen	Extracto de coco
Cardo	Moringa	
Menta	Hinojo	

SUPLEMENTOS DE PROTEÍNA

2 raciones de proteína de suero de leche de vainilla = 1 porción

2 raciones de proteína de suero de leche de chocolate = 1 porción

1 ración de proteína en polvo de origen vegetal = 1 porción

1 ración de proteína en polvo de origen vegetal = 110 calorías

2 raciones de proteína de suero de leche = 135 calorías

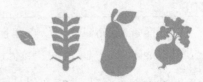

LO QUE SÍ PUEDES CONSUMIR

Agua: 1 galón diario (o 128 onzas).

Añadir al agua el jugo de un limón.

Beneficio: los limones tienen una gran cantidad de antioxidantes, compuestos naturales, minerales y vitamina C que son esenciales para funciones saludables del cuerpo como la digestión, eliminación y absorción de nutrientes.

Recomendación: bebe al menos la mitad del agua antes del mediodía y la otra mitad después.

Café: puedes agregarle un sustituto del azúcar como el agave.

Leche entera de vaca, cabra u oveja alimentada con pasto / Leche sin lácteos: 16 onzas.

Leche de nueces fresca.

Suplemento de proteína en polvo para batidos: si consumes proteínas animales, elige una proteína de calidad o proteína de origen vegetal.

Todas las carnes magras, aves, pescados y mariscos.

Todas las grasas saludables.

Todas las nueces y semillas.

Té verde, matcha, infusiones de hierbas, cacao.

Carbohidratos se limitan a frutas (particularmente bayas): verduras bajas en carbohidratos, verduras de hoja verde, col rizada, espinacas, coles de Bruselas, brócoli y calabacín.

Las grasas saludables incluyen: ácidos grasos mono y poliinsaturados de alta calidad, como el aceite de oliva y el aguacate.

Las proteínas magras incluyen: carne de res, cerdo, pollo, pato, pescado, especialmente pescado graso como salmón y pez espada y mariscos, cocinados en grasas saludables.

Quesos, huevos y yogur regular sin azúcar añadido.

Los frijoles y los cereales integrales solo se permiten en pequeñas cantidades: como 1 rebanada de pan bajo en carbohidratos de granos integrales / múltiples granos o ½ taza de legumbres como las lentejas.

Las galletas saladas o la masa de pizza se pueden hacer con harina de almendras o coliflor.

Además:

Duerme	Camina	Medita
Al menos 8 horas diarias	10 mil a 15 mil pasos al día	5-10 minutos diarios

LO QUE NO DEBES CONSUMIR

Azúcar, dulces, refrescos.

Lácteos, excepto yogur griego sin azúcar.

Cereales ni almidones.

Frutas excepto una pequeña cantidad de bayas.

Frijoles.

Grasas nocivas.

Alcohol.

Alimentos dietéticos sin azúcar.

Tu plan de alimentación durante la fase 2

Ahora que sabes con qué ingredientes preparar tus batidos, comidas y meriendas, aquí tienes una descripción general del consumo total de alimentos durante un día.

TIPO DE ALIMENTOS	CANTIDAD TOTAL DIARIA
Suplemento de proteína	2 raciones al día (2 medidas x porción)
Proteínas*	4 onzas
Verduras y frutas	1 taza
Granos integrales	0 taza
Grasas saludables	9 porciones
Leche sin lácteos	16 onzas
Agua	1 galón (128 onzas)

*No consumas alimentos enlatados

Tus nutrientes en números

- Alrededor de 1,500 calorías diarias.
- 10 % de la dieta está compuesta por carbohidratos, alrededor de 37 g (150 calorías).
- 20 % de la dieta está compuesta por proteínas, alrededor de 75 g (300 calorías).
- 70 % de la dieta está compuesta por grasas saludables, alrededor de 116 g (1,050 calorías).

(30-45 g de carbohidratos por día. Estas cantidades de carbohidratos son clave para lograr la cetosis).

Los porcentajes pueden variar.

Al igual que con el inicio de cualquier nuevo plan de dieta, consulta con tu médico antes de comenzar.

PALEO

Este estilo de alimentación se basa en la que seguían los seres humanos en la era paleolítica. Está sustentado en la creencia de que nuestros cuerpos se acostumbraron, durante cientos de miles de años, al consumo de ciertos productos, mientras que otros más modernos causan a nuestros cuerpos problemas de digestión y de salud, tales como la obesidad, la diabetes y las enfermedades cardíacas.

¿Por qué escoger este estilo de alimentación?

El paleo ofrece una gran variedad de alimentos, entre los que están las carnes de animales, determinadas frutas y verduras, nueces, plantas con almidón y semillas. Este estilo de alimentación te puede resultar interesante si estás deseando eliminar el gluten y el trigo.

El estilo paleo es muy eficaz en la pérdida de peso y ofrece una gran variedad de productos para elegir. Las investigaciones científicas sobre esta dieta confirman que una dieta rica en carnes, plantas con almidón, frutas, verduras y nueces, es beneficiosa para la salud. Si te decides por este estilo, te interesaría considerar un suplemento multivitamínico, de fibra, o de calcio.

Tu plan diario

Así es como se verá tu agenda de comidas diaria. Puedes organizar tus batidos, comidas y meriendas a lo largo del día de la manera que mejor se adapte a ti y a tu horario.

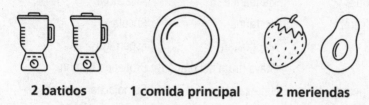

2 batidos　　**1 comida principal**　　**2 meriendas**

Construyendo tus comidas

¿Qué poner en un batido? ¿Qué poner en una comida principal? ¿Qué poner en una merienda? Haz 2 batidos al día. Disfruta de 1 comida al día. Haz 2 meriendas al día.

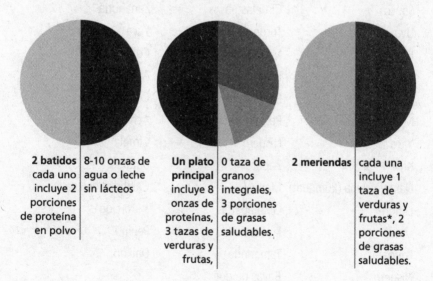

| **2 batidos** cada uno incluye 2 porciones de proteína en polvo | 8-10 onzas de agua o leche sin lácteos | **Un plato principal** incluye 8 onzas de proteínas, 3 tazas de verduras y frutas, | 0 taza de granos integrales, 3 porciones de grasas saludables. | **2 meriendas** | cada una incluye 1 taza de verduras y frutas*, 2 porciones de grasas saludables. |

*No consumas alimentos enlatados

Lista de alimentos permitidos

 FRUTAS Y VERDURAS

Manzana	Mango	Arrurruz
Albaricoques	Mandarina	Alcachofa
Acerola (cereza)	Nectarina	Rúcula
Banana	Mangostán	Espárrago
Mora	Pitaya (fruta del dragón)	Brotes de bambú
Grosella negra	Naranja	Remolacha
Arándano	Papaya	Escarola belga
Melón	Maracuyá	Melón amargo
Carambola	Pera	Bok choy
Chirimoya	Caqui	Brócoli
Cereza	Piña	Brócoli rabe
Clementina	Granada	Coles de Bruselas
Arándano rojo	Nopal	Repollo
Saúco	Ciruelas pasas	Zanahoria
Uva	Toronja	Yuca
Higo	Membrillo	Coliflor
Toronja	Frambuesas	Apio
Guayaba	Ruibarbo	Chayote
Melón de miel	Pomarrosa	Achicoria
Yaca	Níspero	Ciruela
Kiwi	Zapote	Batata
Naranja china (kumquat)	Mamey	Calabaza de cuello
Limón	Guanábana	torcido
Lima	Fresas	Pepino
Longan	Tamarindo	Daikon
Níspero	Bayas de goji	
Lichi	Hojas de amaranto	

FRUTAS Y VERDURAS

Diente de león	Hojas de mostaza	Guisante
Edamame	Ocra	Calabaza espagueti
Berenjena	Acelga	Espinaca
Hinojo	Chirivía	Guisante
Raíz de jengibre	Habichuelas	Tomatillo
Judías verdes	Pimentón rojo / verde /	Tomate cereza
Rábano picante	amarillo / anaranjado	Tomate
Jícama	Calabaza	Berro
Col rizada	Radicchio	Nabo
Puerros	Rábanos	Calabacín
Lechugas de todo tipo	Rutabaga	Ñame
Setas	Chalota	Hojas de berza

SUPLEMENTOS DE PROTEÍNA

2 raciones de proteína de suero de leche de vainilla = 1 porción

2 raciones de proteína de suero de leche de chocolate = 1 porción

1 ración de proteína en polvo de origen vegetal = 1 porción

1 ración de proteína en polvo de origen vegetal = 110 calorías

2 raciones de proteína de suero de leche = 135 calorías

LÁCTEOS / ALTERNATIVAS VEGANAS

Leche entera de animales alimentados con pasto	Leche de oveja
	Leche para niños
Leche de cabra	Leche casera de nuez

CONDIMENTOS

Todas las especias	Romero	Aminoácidos líquidos
Albahaca	Azafrán	Semillas de mostaza
Hojas de laurel	Salvia	Polen
Pimienta cayena	Estragón	Moringa
Chili en polvo	Tomillo	Hinojo
Canela	Cardo	Cebollines
Clavo	Vainilla	Lavanda
Comino	Menta	Anís
Curri en polvo	Cilantro	Bergamota
Eneldo	Perejil	Hojas de laurel
Ajo en polvo	Jalapeño	Cúrcuma
Pimienta negra	Sal	Aloe vera
Jengibre	Vinagre balsámico	Manzanilla
Nuez moscada	Vinagre de arroz	Bálsamo de limón
Cebolla en polvo	Ajo	Miel
Pimentón	Cebolla roja / amarilla	Hibisco
Orégano	/ blanca	Jugo de naranja
Pimienta	Jugo de limón	Ralladura de naranja
Hojuelas de pimiento	Mostaza	

GRASAS SALUDABLES

Aceite de aguacate	Aceite de linaza	Mantequilla de
Aguacates	Aceite de semilla de	almendras
Aceite de oliva extra	uva	Almendra
virgen	Crema no láctea	Nuez de Brasil
Aceite de sésamo	Aceite de macadamia	Castañas
Aceite de nuez sin refinar	Mantequilla de animales	Anacardos
prensado en frío	alimentados con	Semilla de chía
Aceite de coco	pasto	Avellana

GRASAS SALUDABLES

Nuez pecana	Semilla de calabaza	Semilla de linaza
Piñones	Semilla de sésamo	Nuez moscada
Pistacho	Semilla de girasol	
Semilla de amapola	Nuez	

Porciones

1 cucharada de aceite = 1 porción

1 cucharada de mantequilla de nueces = 1 porción

½ aguacate = 1 porción

2 cucharadas de nueces = 1 porción

2 cucharadas de semillas = 1 porción

¼ de taza de queso no lácteo = 1 porción

4 cucharadas de aderezo vegano para ensalada = 1 porción

PROTEÍNAS

Aves de corral como pollo y pavo	Arenque	Vieira
	Caballa	Camarón
Chuletas de cerdo	Trucha	Huevo
Conejo	Sardinas	(1 huevo = 1 onza)
Cabra	Atún fresco	Carnes de caza: búfalo
Lomo de cerdo	Gambas	Venado
Cordero	Cangrejo	Carne molida (de
Pato	Almeja	animales alimentados
Pescados y mariscos:	Langosta	con pasto)
Pargo	Mejillón	
Salmón	Ostra	

LO QUE SÍ PUEDES CONSUMIR

Agua: 1 galón diario (o 128 onzas).

Añadir al agua el jugo de un limón.

Beneficio: los limones tienen una gran cantidad de antioxidantes, compuestos naturales, minerales y vitamina C que son esenciales para funciones saludables del cuerpo como la digestión, eliminación y absorción de nutrientes.

Recomendación: bebe al menos la mitad del agua antes del mediodía y la otra mitad después.

Café: puedes agregarle un sustituto del azúcar como el agave.

Suplemento de proteína en polvo para batidos: elige una proteína de calidad, o proteína de origen vegetal.

Leche entera de vaca, cabra, oveja alimentada con pasto o leche vegetal, no láctea: 16 onzas.

Vegetales sugeridos: alcachofas, espárragos, remolachas, brócoli, coles de Bruselas, calabaza, calabaza bellota, camote, zanahorias, apio, calabacín, repollo, pimientos, coliflor, perejil, berenjena, cebollas, ñame.

Frutas sugeridas: todas las frutas, incluidas manzana, bayas, plátano, papaya, duraznos, ciruelas, mangos, lichis, uvas, todos los melones, incluida la sandía, piña, naranja, mandarinas, clementinas, pasas, higos y todas las frutas secas.

Proteínas: aves de corral, cerdo, bistec, carne de res magra molida, cordero, todos los mariscos.

Grasas aptas para paleo: grasas saludables mono y poliinsaturadas, aceites de oliva, de canola, de linaza, de semillas de uva, de sésamo, de aguacate; nueces, semillas y aceitunas.

Además:

Duerme	Camina	Medita
Al menos 8 horas diarias	10 mil a 15 mil pasos al día	5-10 minutos diarios

LO QUE NO DEBES CONSUMIR
Alcohol.
Lácteos.
Granos integrales.
Legumbres.
Quesos, cereales, trigo, avena, patatas, maíz.

Tu plan de alimentación durante la fase 2

Ahora que sabes con qué ingredientes preparar tus batidos, comidas y meriendas, aquí tienes una descripción general del consumo total de alimentos durante un día.

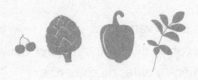

TIPO DE ALIMENTOS	CANTIDAD TOTAL DIARIA
Suplemento de proteína	2 raciones al día (2 medidas x porción)
Proteína*	8 onzas
Verduras y frutas	5 tazas
Granos integrales	0 taza
Grasas saludables	7 porciones
Leche sin lácteos	16 onzas
Agua	1 galón (128 onzas)

*No consumas alimentos enlatados

Tus nutrientes en números

- Alrededor de 1,500 calorías diarias.
- 30 % de la dieta está compuesta por carbohidratos, alrededor de 112 g (450 calorías).
- 30 % de la dieta está compuesta por proteínas, alrededor de 112 g (450 calorías).
- 40 % de la dieta está compuesta por grasas saludables, alrededor de 67 g (600 calorías).

Los porcentajes pueden variar.

Al igual que con el inicio de cualquier nuevo plan de dieta, consulta con tu médico antes de comenzar.

BAJO ÍNDICE GLUCÉMICO

El objetivo de este estilo, tal y como su nombre indica, es mantener un nivel adecuado de azúcar en la sangre. Por esa razón, se centra en el consumo de alimentos con un bajo índice glucémico. Además de ayudar a reducir el peso, este estilo de alimentación reduce el riesgo de diabetes tipo 2 y el de enfermedad cardíaca.

¿Por qué escoger este estilo de alimentación?

Si buscas reducir el nivel de azúcar en la sangre o el colesterol además de perder peso, este estilo te puede interesar. También puedes pensar en este estilo de alimentación como un aprendizaje, ya que te va a ayudar a conocer más sobre la composición de los alimentos que incorporas a tu dieta y mejorar tus hábitos alimenticios. No es siempre fácil conocer el índice glucémico de los alimentos, ya que está determinado por muchos factores, desde el tipo de azúcar y su estructura, a los métodos de preparación, pasando por su contenido en fibra y sus nutrientes.

El índice glucémico sirve para clasificar los alimentos según el efecto que tienen sobre el azúcar en la sangre. Como su nombre indica, la glucosa es el índice de referencia y en su estado puro representa el 100 de la escala. Si decides seguir este estilo, aprenderás a identificar ese índice y consumirás solamente aquellos cuyo índice sea inferior a 70. Es importante señalar que este estilo no consiste en contar los carbohidratos de los alimentos, sino el efecto que tienen sobre el azúcar en la sangre.

Pero si te interesa un estilo que te permita adelgazar y controlar el nivel de azúcar en la sangre, este podría ser tu estilo.

Es habitual que las personas que optan por este método lo hagan durante un tiempo antes de cambiar a otros, como el estilo mediterráneo.

Si optas por este estilo, es posible que necesites un suplemento vitamínico de calcio y de fibra.

Tu plan diario

Así es como se verá tu agenda de comidas diaria. Puedes organizar tus batidos, comidas y meriendas a lo largo del día de la manera que mejor se adapte a ti y a tu horario.

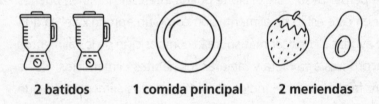

2 batidos   **1 comida principal**   **2 meriendas**

Construyendo tus comidas

¿Qué poner en un batido? ¿Qué poner en una comida principal? ¿Qué poner en una merienda? Haz 2 batidos al día. Disfruta de 1 comida al día. Haz 2 meriendas al día.

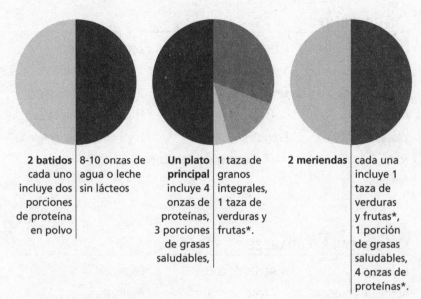

2 batidos cada uno incluye dos porciones de proteína en polvo	8-10 onzas de agua o leche sin lácteos	Un plato principal incluye 4 onzas de proteínas, 3 porciones de grasas saludables,	1 taza de granos integrales, 1 taza de verduras y frutas*.	2 meriendas	cada una incluye 1 taza de verduras y frutas*, 1 porción de grasas saludables, 4 onzas de proteínas*.

*No consumas alimentos enlatados

Lista de alimentos permitidos

PROTEÍNAS

Pollo	Cangrejo	Queso bajo en grasa
Pavo	Almeja	Yogur helado
Carne de cerdo magra	Langosta	*Legumbres de*
Carne roja	Mejillón	*bajo IG:*
Cordero	Ostra	Frijol negro
Pato	Vieira	Frijol
Pescados y mariscos:	Camarones	Mantequilla
Salmón	Huevos	Garbanzo
Arenque	(1 huevo = 1 onza)	Frijol verde
Trucha	*Lácteos de bajo IG:*	Frijol pinto
Caballa	Yogur	Frijol lima
Langostino	Queso cottage	Frijol riñón

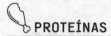

PROTEÍNAS

Lenteja	Edemame	*Legumbres de*
Frijol blanco	Seitán	*moderado IG:*
Arveja partida	Levadura nutricional	Judías (*baked beans*)
Arveja	(5 onzas = 1 porción)	Frijoles pintos enlatado
Vainas de chícharo	Espirulina en polvo	Frijol riñón/ rojo enlatado
Tofu	(3.5 onzas = 1 porción)	
Tempeh		

GRASAS SALUDABLES

Bajo IG:	Aceite de coco	Pecana
Aceite de aguacate	Aceite de linaza	Avellana
Aguacate	Aceite de semilla de uva	Pistachos
Aceite de oliva extra	*Moderado IG:*	Semillas de girasol
virgen	Anacardo	Semillas de calabaza
Aceite de sésamo sin	Nuez de macadamia	Semillas de linaza
refinar prensado	Almendras	Semillas de chía
en frío	Maní / cacahuete	
Aceite de nuez	Nuez	

Porciones

1 cucharada de aceite = 1 porción

1 cucharada de mantequilla de nueces = 1 porción

½ aguacate = 1 porción

2 cucharadas de nueces = 1 porción

2 cucharadas de semillas = 1 porción

¼ de taza de queso no lácteo = 1 porción

2 onzas de queso mozarela = 1 porción

1 onza o rodaja de queso = 1 porción

Bebidas alcohólicas

5 onzas de vino = 1 porción de grasa

12 onzas de cerveza = 1 porción de grasa

1.5 onzas de alcohol destilado = 1 porción de grasa

6 onzas de bebidas mezcladas = 3 porciones de grasa

6 onzas de piña colada = 4 porciones de grasa

 ## GRANOS INTEGRALES/ CARBOHIDRATOS

Bajo IG (20-49):	Moderado IG (50-69):	Fideos
Cebada	Espaguetis regulares	Vermicelli
Bulgur	Harina de maíz blanca	Fideos de arroz
Alforfón	Cuscús	Arroz salvaje
Cuscús perla	Arroz integral	Arroz basmati
Freekeh	Arroz blanco	Arroz doongara
Sémola	Ravioles rellenos con	
Quinua	carne	
Pasta integral	Fideos soba	

Porciones

1 pan pita grande = 1 porción

2 rebanadas de pan de centeno = 1 porción

2 rebanadas de pan de trigo = 1 porción

2 rebanadas de pan integral de centeno = 1 porción

2 rebanadas de pan de salvado de avena = 1 porción

1 rebanada de pizza de queso con masa de trigo integral = 1 porción

2 tortillas de maíz = 1 porción

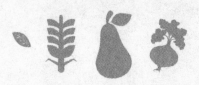

LÁCTEOS / ALTERNATIVAS VEGANAS

Bajo IG (20-49):

Leche de almendras	Leche de coco baja en grasa	Leche de arroz
Leche de anacardos	Leche de avena	Leche de soja
		Leche baja en grasa

FRUTAS Y VERDURAS

Bajo GI (20-49):	Brócoli	Calabacín
Manzana	Repollo	*Moderado GI (50-69):*
Albaricoque	Brotes de soja	Banana
Arándano	Coliflor	Melón cantalupo
Mora	Zanahoria	Uvas
Arándano rojo	Apio	Kiwis
Cereza	Pepino	Mango
Toronja	Berenjena	Papaya
Limón	Habichuela	Piña
Naranja	Lechuga	Uva pasa
Durazno	Setas	Higo
Ciruela	Pimiento	Remolacha
Frambuesa	Tomates	Patata dulce
Fresa	Ocra	Batata
Espárrago	Espinaca	Mazorca de maíz
Alcachofa	Calabaza de verano	

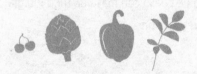

CONDIMENTOS

Todas las especias:	Romero	Polen
Albahaca	Azafrán	Moringa
Hoja de laurel	Salvia	Hinojo
Pimienta cayena	Estragón	Cebollín
Chile en polvo	Tomillo	Lavanda
Canela	Vainilla	Anís
Clavo	Cardo	Bergamota
Comino	Menta	Cúrcuma
Curri en polvo	Cilantro	Aloe vera
Eneldo	Perejil	Manzanilla
Ajo en polvo	Jalapeño	Bálsamo de limón
Pimienta negra	Sal	Hibisco
Jengibre	Vinagre de arroz	Miel
Nuez moscada	Vinagre de vino rojo	Aceituna negra
Cebolla en polvo	Ajo	Alcaparra
Orégano	Crema no láctea	Cebolla roja / amarilla
Pimentón	Jugo de limón	Extracto de vainilla
Pimienta	Aminoácidos líquidos	Extracto de coco
Hojuelas de pimiento rojo	Mostaza	
	Semillas de mostaza	

SUPLEMENTOS DE PROTEÍNA

2 raciones de proteína de suero de leche de vainilla = 1 porción

2 raciones de proteína de suero de leche de chocolate = 1 porción

1 ración de proteína en polvo de origen vegetal = 1 porción

1 ración de proteína en polvo de origen vegetal = 110 calorías

2 raciones de proteína de suero de leche = 135 calorías

LO QUE SÍ PUEDES CONSUMIR

Agua: 1 galón diario (o 128 onzas).

Añadir al agua el jugo de un limón.

Beneficio: los limones tienen una gran cantidad de antioxidantes, compuestos naturales, minerales y vitamina C que son esenciales para funciones saludables del cuerpo como la digestión, eliminación y absorción de nutrientes.

Recomendación: bebe al menos la mitad del agua antes del mediodía y la otra mitad después.

Café: puedes agregarle un sustituto del azúcar como el agave.

Suplemento de proteína en polvo para batidos: elige una proteína de calidad, o proteína de origen vegetal.

Alimentos permitidos con índice glucémico bajo: (20-69)

Panes: integrales, multicereales, centeno, masa madre.

Cereales: avena y todos los cereales de salvado, altos en fibra.

Frutas: manzanas, fresas, albaricoques, melocotones, ciruelas, peras, kiwis, tomates.

Verduras: zanahorias, brócoli, coliflor, apio, calabacín, batata, maíz, ñame, calabazas.

Frijoles/legumbres: lentejas, garbanzos, frijoles de todo tipo (rojos, negros, blancos).

Pastas y fideos: pastas con alto contenido de fibra o pastas hechas con frijoles, fideos soba, fideos vermicelli, fideos de arroz.

Arroz: basmati, de grano largo, integral.

Granos: quinua, cebada, cuscús perlado, sémola.

Lácteos y alternativas lácteas: leche, queso, yogur, leche de coco, leche de soja, leche de almendras y anacardos.

Alimentos con proteínas permitidos: no se encuentran en la lista de índice glucémico porque no hay carbohidratos en estos alimentos, como carne de res magra, pollo, pavo, pescado, todos los mariscos, huevos, hierbas, especias, nueces, aceite de oliva, aguacate y aceitunas.

Además:

Duerme	Camina	Medita
Al menos 8 horas diarias	10 mil a 15 mil pasos al día	5-10 minutos diarios

LO QUE NO DEBES CONSUMIR

Alcohol.

Alimentos con alto índice glucémico (70-100).

Cereales para el desayuno con alto contenido de azúcar.

Alimentos con azúcar o harina blanca.

Alimentos de alto índice glucémico para evitar (70-100): pan, cereales, vegetales con almidón como papa, casabe, arroz, maíz de harina blanca, tapioca, pasta, fideos instantáneos, leche de arroz, leche de avena, sandía, galleta de arroz, maíz, torta de arroz, pretzels, chips de maíz, torta, rosquillas, galletas, waffle (gofre), panqueque, dulce, gominola, regaliz, la mayoría de las barras, refresco y jugo.

Tu plan de alimentación durante la fase 2

Ahora que sabes con qué ingredientes preparar tus batidos, comidas y meriendas, aquí tienes una descripción general del consumo total de alimentos durante un día.

TIPO DE ALIMENTOS	CANTIDAD TOTAL DIARIA
Suplemento de proteína	2 raciones al día (2 medidas x porción)
Proteínas*	12 onzas
Verduras y frutas	3 tazas
Granos integrales	1 ½ taza
Grasas saludables	5 porciones
Leche sin lácteos	16 onzas
Agua	1 galón (128 onzas)

*No consumas alimentos enlatados

Tus nutrientes en números

- Alrededor de 1,500 calorías diarias.
- 25 % de la dieta está compuesta por carbohidratos, alrededor de 140 g (375 calorías).
- 45 % de la dieta está compuesta por proteínas, alrededor de 168 g (675 calorías).
- 30 % de la dieta está compuesta por grasas saludables, alrededor de 50 g (450 calorías).

Los porcentajes pueden variar.

Al igual que con el inicio de cualquier nuevo plan de dieta, consulta con tu médico antes de comenzar.

BASADO EN PLANTAS

Este estilo de alimentación se centra en los productos vegetales, eliminando cualquier producto de origen animal y, además de perder peso, ayuda a tu salud al reducir el riesgo de enfermedades cardiovasculares, diabetes y cáncer, mientras ayudas al planeta.

¿Por qué escoger este estilo de alimentación?

Es una dieta muy rica en nutrientes, alta en fibra, que ayuda a reducir la presión arterial, reduce el colesterol, disminuye la diabetes tipo 2, reduce el riesgo de varios tipos de cáncer, de hipertensión y de enfermedades cardiacas. Además de todo lo anterior, es una dieta que se ajusta a las motivaciones personales, éticas o religiosas de aquellas personas que muestran su respeto por los animales y por el planeta.

Este estilo de alimentación ayuda también a combatir la inflamación, además de contribuir a la pérdida de peso.

Tu plan diario

Así es como se verá tu agenda de comidas diaria. Puedes organizar tus batidos, comidas y meriendas a lo largo del día de la manera que mejor se adapte a ti y a tu horario.

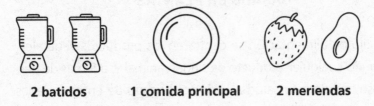

2 batidos   **1 comida principal**   **2 meriendas**

Construyendo tus comidas

¿Qué poner en un batido? ¿Qué poner en una comida principal? ¿Qué poner en una merienda? Haz 2 batidos al día. Disfruta de 1 comida al día. Haz 2 meriendas al día.

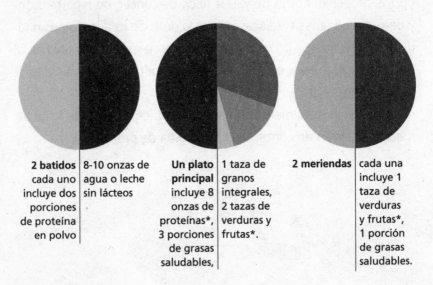

| **2 batidos** cada uno incluye dos porciones de proteína en polvo | 8-10 onzas de agua o leche sin lácteos | **Un plato principal** incluye 8 onzas de proteínas*, 3 porciones de grasas saludables, | 1 taza de granos integrales, 2 tazas de verduras y frutas*. | **2 meriendas** | cada una incluye 1 taza de verduras y frutas*, 1 porción de grasas saludables. |

*No consumas alimentos enlatados

Lista de alimentos permitidos

 FRUTAS Y VERDURAS

Manzana	Mandarina	Alcachofa
Albaricoque	Mango	Brote de alfalfa
Acerola (cereza)	Naranja	Rúcula
Banana	Mangostán	Espárrago
Mora	Nectarina	Brote de bambú
Grosella negra	Papaya	Remolacha
Arándano azul	Maracuyá	Escarola belga
Melón	Pera	Melón amargo
Carambola	Caqui	Bok choy
Chirimoya	Pitaya (fruta dragón)	Brócoli
Cereza	Piña	Brócoli rabe
Clementina	Granada	Coles de Bruselas
Arándano rojo	Nopal / tuna	Repollo
Saúco	Membrillo	Zanahoria
Higo	Frambuesa	Yuca
Pomelo	Ciruela pasa	Coliflor
Uva	Ruibarbo	Apio
Guayaba	Níspero	Chayote
Jaca	Fresa	Achicoria
Melón dulce	Zapote	Berza
Ciruela	Mamey	Maíz
Kiwi	Guanábana	Calabaza de cuello
Naranja china / kumquat	Anón	torcido
Limón	Tamarindo	Pepino
Lima	Sandía	Daikon
Longan	Baya de goji o de lobo	Berenjena
Níspero	Hojas de amaranto	Edamame
Lichi	Arrurruz	

FRUTAS Y VERDURAS

Diente de león	Ocra	Espinaca
Hinojo	Chirivía	Calabaza
Raíz de jengibre	Guisante verde	Arveja dulce
Judías verdes	Pimentón rojo / verde /	Acelga
Rábano picante	amarillo / anaranjado	Tomatillo
Jícama	Radicchio	Tomates en general
Col rizada	Rábano	Nabo
Puerros	Rutabaga	Berro
Lechuga de todo tipo	Chalota	Raíz de ñame
Setas	Guisante	Calabacín
Hoja de mostaza	Calabaza espagueti	

CONDIMENTOS

Todas las especias:	Cebolla en polvo	Jalapeño
Albahaca	Orégano	Sal
Hojas de laurel	Pimentón / paprika	Vinagre de arroz
Pimienta cayena	Pimienta	Ajo
Chile en polvo	Hojuelas de pimiento	Crema no láctea
¼ de taza de queso	rojo	Condimento de hierbas
no lácteo	Romero	italianas
Clavo	Azafrán	Aceituna
Comino	Salvia	Caldo de verduras
Curri en polvo	Estragón	Cebollas rojas / amarillas
Eneldo	Tomillo	/ blancas
Ajo en polvo	Limón	Jengibre
Nuez moscada	Menta	Extracto de vainilla
Pimienta negra	Cilantro	Extracto de coco

LÁCTEOS / ALTERNATIVAS VEGANAS

Leche de almendras
Leche de anacardo
Leche de coco baja en grasa

Leche de avena
Leche de arroz
Leche de cáñamo
Leche de linaza

Leche casera de nueces
Leche vegetal
Leche de soja

SUPLEMENTOS DE PROTEÍNA

Basado en plantas / vegana

1 ración de proteína en polvo de origen vegetal = 1 porción

1 ración de proteína en polvo de origen vegetal = 110 calorías

PROTEÍNAS

Proteínas de origen vegetal:

Todas las legumbres
Frijol negro
Arveja
Soja
Frijol pinto
Frijol rojo
Frijol blanco
Frijol riñón

Frijoles cannellini
Lenteja
Garbanzo
Hummus
Guisante
Tofu
Tempeh
Edamame
Espelta
Teff

Setas

Microproteínas:

Seitán
Yogur sin lácteos
Requesón / cottage no lácteo
Yogur helado sin lácteos
Avena
Levadura nutricional
Espirulina en polvo

Porciones

Levadura nutricional 5 onzas = 1 porción

Espirulina en polvo 3.5 onzas = 1 porción

GRASAS SALUDABLES

Aceite de aguacate	Almendra	Semilla de calabaza
Aguacate	Nuez de Brasil	Semilla de sésamo
Aceite de oliva extra virgen	Anacardo	Semilla de cáñamo
	Castaña	Semilla de girasol
Aceite de canola	Semilla de chía	Nueces mixtas
Aceite de nuez sin refinar prensado en frío	Avellana	Semilla de linaza
	Nuez de macadamia	Nuez moscada
Aceite de coco	Nuez pecana	Aderezo vegano para ensalada
Aceite de linaza	Piñón	
Aceite de semilla de uva	Pistacho	Queso no lácteo
Crema no láctea	Semillas de amapola	

Porciones

1 cucharada de aceite = 1 porción

1 cucharada de mantequilla de nueces = 1 porción

½ aguacate = 1 porción

2 cucharadas de nueces = 1 porción

2 cucharadas de semillas = 1 porción

4 cucharadas de aderezo vegano para ensaladas = 1 porción

2 onzas de queso mozarela = 1 porción

1 onza o rebanada de queso vegano = 1 porción

 GRANOS INTEGRALES / CARBOHIDRATOS

Amaranto	Granos germinados	Arroz integral
Alforfón	Avena integral	Arroz salvaje
Remolacha	Avena partida	Patata roja
Cuscús	Espelta	Nabo
Quinua	Teff	Patata dulce / camote

GRANOS INTEGRALES / CARBOHIDRATOS

Farro	Ñame	Cereales integrales con
Bulgur	Pasta integral	alto contenido de fibra
Mijo	Palomitas de maíz	Patata
Hummus	naturales	Pasta de trigo integral
Cebada entera	Todos los cereales de	Arroz blanco
Arroz integral	salvado	

Porciones

1 pan pita grande = 1 porción

2 rebanadas de pan de centeno = 1 porción

2 rebanadas de pan de trigo = 1 porción

2 rebanadas de pan integral de centeno = 1 porción

2 rebanadas de pan de salvado de avena = 1 porción

2 tortillas de trigo integral = 1 porción

1 panecillo inglés de trigo integral = 1 porción

1 bagel de trigo entero = 1 porción

2 waffles de trigo integral = 1 porción

2 rebanadas de pan Ezekiel = 1 ración

1 rebanada de pizza de queso con masa de trigo integral = 1 porción

2 tortillas de maíz = 1 porción

12 galletas pequeñas de trigo integral = 1 porción

1 taza de pretzels = 1 porción

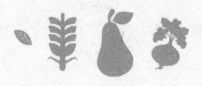

LO QUE SÍ PUEDES CONSUMIR

Agua: 1 galón diario (o 128 onzas).

Añadir al agua el jugo de un limón.

Beneficio: los limones tienen una gran cantidad de antioxidantes, compuestos naturales, minerales y vitamina C, que son esenciales para funciones saludables del cuerpo como la digestión, eliminación y absorción de nutrientes.

Recomendación: bebe al menos la mitad del agua antes del mediodía y la otra mitad después.

Café: puedes agregarle un sustituto del azúcar como el agave.

Suplemento de proteína en polvo para batidos: elige una proteína de calidad, o proteína de origen vegetal.

Todas las frutas y verduras: frescas o congeladas, no enlatadas.

Bebidas permitidas: té verde sin azúcar, matcha, infusiones de hierbas, 1 pulgada cuadrada de chocolate negro de 70 % de cacao al día.

Estilos de cocción: al horno, asado, frito al aire, salteado.

Condimentos: ilimitados / al gusto según la lista aprobada.

Además:

Duerme	Camina	Medita
Al menos 8 horas diarias	10 mil a 15 mil pasos al día	5-10 minutos diarios

LO QUE NO DEBES CONSUMIR

Alcohol.

Carne de animal.

Pescado.

Huevos.

Lácteos.

Alimentos derivados de animales como carne de res, pollo, pavo, cordero, pescado y mariscos.

Alimentos elaborados con productos derivados de animales, como huevos, queso, leche, miel, helados, mayonesa, mantequilla.

Mezclas de harinas ni batidos de proteínas que contengan suero.

Alimentos enlatados o procesados. Aceites vegetales y refinados de semillas, tales como aceites de maíz, girasol, soja y semillas de algodón.

Ácidos grasos saturados como frituras, tocino, mantequilla, crema agria, queso crema, aceite de coco, ghee o mantequilla clarificada.

Alimentos fritos, al carbón o asados.

Tu plan de alimentación durante la fase 2

Ahora que sabes con qué ingredientes preparar tus batidos, comidas y meriendas, aquí tienes una descripción general del consumo total de alimentos durante un día.

TIPO DE ALIMENTOS	CANTIDAD TOTAL DIARIA
Suplemento de proteína	2 raciones al día (1 medida x porción)
Proteínas*	8 onzas
Verduras y frutas	4 tazas
Granos integrales	1 taza
Grasas saludables	5 porciones
Leche sin lácteos	16 onzas
Agua	1 galón (128 onzas)

*No consumas alimentos enlatados

Tus nutrientes en números

- Alrededor de 1,500 calorías diarias.
- 45 % de la dieta está compuesta por carbohidratos, alrededor de 140 g (675 calorías).
- 30 % de la dieta está compuesta por proteínas, alrededor de 100 g (450 calorías).
- 25 % de la dieta está compuesta por grasas saludables, alrededor de 50 g (375 calorías).

Los porcentajes pueden variar.

Al igual que con el inicio de cualquier nuevo plan de dieta, consulta con tu médico antes de comenzar.

MEDITERRÁNEA

La dieta mediterránea ha sido asociada, en numerosos estudios, con la salud y la longevidad de las personas que la siguen. Esta dieta —o dietas—, forman parte de las diversas culturas mediterráneas que tienen en común el consumo de alimentos frescos, grasas saludables y la ausencia de grasas saturadas. Entre los muchos beneficios para la salud que comporta, está la mejora de la salud del corazón y del cerebro, la reducción del colesterol y el azúcar en la sangre.

¿Por qué escoger este estilo de alimentación?

La dieta mediterránea, es más un estilo de vida que un programa de alimentación y por esa razón, es más fácil de mantener y continuar a largo plazo. La gran riqueza de alimentos y la profundidad de la cultura ofrecen una enorme variedad de opciones sanas y comidas deliciosas. Es, además, una dieta saludable para todas las edades con beneficios especiales para las personas mayores gracias a la gran cantidad de minerales, antioxidantes y fitoquímicos que contiene, además de su gran aporte vitamínico.

El Instituto Nacional del Corazón, los Pulmones y la Sangre, se basó en la dieta mediterránea para diseñar programas de alimentación destinados a combatir la hipertensión. Una dieta creada por neurocientíficos utilizó la misma aproximación para construir un régimen que ayuda a prevenir la demencia y la pérdida de la función cerebral.

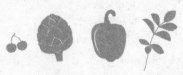

Tu plan diario

Así es como se verá tu agenda de comidas diaria. Puedes organizar tus batidos, comidas y meriendas a lo largo del día de la manera que mejor se adapte a ti y a tu horario.

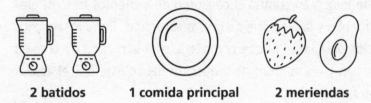

2 batidos   **1 comida principal**   **2 meriendas**

Construyendo tus comidas

¿Qué poner en un batido? ¿Qué poner en una comida principal? ¿Qué poner en una merienda? Haz 2 batidos al día. Disfruta de 1 comida al día. Haz 2 meriendas al día.

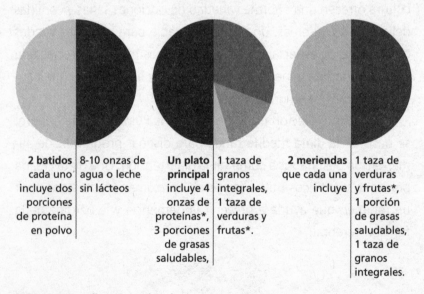

2 batidos cada uno incluye dos porciones de proteína en polvo	8-10 onzas de agua o leche sin lácteos	**Un plato principal** incluye 4 onzas de proteínas*, 3 porciones de grasas saludables,	1 taza de granos integrales, 1 taza de verduras y frutas*.	**2 meriendas** que cada una incluye	1 taza de verduras y frutas*, 1 porción de grasas saludables, 1 taza de granos integrales.

*No consumas alimentos enlatados

Lista de alimentos permitidos

PROTEÍNAS

Proteínas animales:

Pollo

Pavo

Carne blanca magra de cerdo

Cordero

Pato

Carne roja magra

Pescados y mariscos:

Salmón

Salmón ahumado

Sardina

Trucha

Arenque

Caballa

Gambas

Cangrejo

Almeja

Langosta

Mejillón

Ostra

Vieira

Camarón

Proteínas de origen vegetal:

Todos los frijoles

Arvejas

Frijol de soja

Frijol pinto

Frijol blanco

Frijol riñón

Lenteja

Garbanzo

Hummus

Tofu

Tempeh

Edamame

Seitán

Levadura nutricional

(5 onzas = 1 porción)

Espirulina en polvo

(3.5 onzas = 1 porción)

Proteínas con almidón

Huevo

(1 huevo = 1 onza)

Queso cottage / requesón

Yogur griego

GRASAS SALUDABLES

Aceite de aguacate

Aguacates

Aceite de oliva extra virgen

Aceite de sésamo

Aceite de nuez sin refinar prensado en frío

Aceite de coco

Aceite de linaza

Aceite de semilla de uva

Crema no láctea

Almendra

Nuez de Brasil

Anacardo

Castaña

Semilla de chía

Avellana

Nuez de macadamia

Nuez pecana

Piñón

Pistacho

Semilla de amapola

Semilla de calabaza

Semilla de sésamo

Semilla de girasol

Nuez

Semilla de linaza

Porciones

1 cucharada de aceite = 1 porción

1 cucharada de mantequilla de nuez = 1 porción

½ aguacate = 1 porción

2 cucharadas de nueces = 1 porción

2 cucharadas de semillas = 1 porción

¼ de taza de queso no lácteo = 1 porción

4 cucharadas de aderezo vegano = 1 porción

1 onza o 1 rodaja de queso = 1 porción

1 cucharadas de mayonesa = 1 porción

2 cucharadas de pesto = 1 porción

Bebidas alcohólicas

5 onzas de vino = 1 porción de grasa

12 onzas de cerveza = 1 porción de grasa

1.5 onzas de alcohol destilado = 1 porción de grasa

6 onzas de bebidas mezcladas = 3 porciones de grasa

6 onzas de piña colada = 4 porciones de grasa

 GRANOS INTEGRALES / CARBOHIDRATOS

Amaranto	Teff	Hummus
Alforfón	Arroz salvaje	Cebada entera
Remolacha	Papas rojas	Arroz integral
Cuscús	Papas	Ñame
Quinua	Nabos	Pasta integral
Granos germinados	Batata dulce	Palomitas de maíz
Avena entera	Farro	Todo cereal de salvado
Avena partida	Bulgur	Cereales integrales
Espelta	Mijo	Cereales ricos en fibra

Porciones

1 pan pita grande = 1 porción

2 rebanadas de pan de centeno = 1 porción

2 rebanadas de pan de trigo = 1 porción

2 rebanadas de pan de centeno integral = 1 porción

2 rebanadas de pan de salvado de avena = 1 porción

2 tortillas de trigo integral = 1 porción

1 panecillo inglés de trigo integral = 1 porción

1 bagel de trigo entero = 1 porción

2 waffle (gofre) de trigo integral = 1 porción

2 panes Ezekiel = 1 ración

1 rebanada de pizza de queso con masa de trigo integral = 1 porción

2 tortillas de maíz = 1 porción

12 galletas pequeñas de trigo integral = 1 porción

1 taza de pretzels = 1 porción

LÁCTEOS / ALTERNATIVAS VEGANAS

Leche de almendras	Leche de arroz
Leche de anacardo	Leche de soja
Leche de coco baja en grasa	Leche baja en grasa
Leche de avena	

CONDIMENTOS

Todas las especias	Clavo	Jengibre
Albahaca	Comino	Nuez moscada
Hojas de laurel	Curri en polvo	Cebolla en polvo
Pimienta cayena	Eneldo	Orégano
Chile en polvo	Ajo	Pimentón / paprika
Canela	Pimienta negra	Pimienta

CONDIMENTOS

Hojuelas de pimiento rojo	Estragón	Cucharadas de cualquier fruta incluida en
Romero	Tomates secos	la receta
Azafrán	Tomillo	2 cucharadas de yogur
Salvia	Vainilla	griego para aderezo
	Extracto de coco	

FRUTAS Y VERDURAS

Manzana	Melón dulce	Endivia belga
Albaricoque	Piña	Bok choy
Acerola (cerezas)	Melocotón	Brócoli
Banana	Yaca	Brócoli rabe
Mora	Ciruela	Coles de Bruselas
Grosella negra	Kiwi	Repollo
Arándano	Naranja china	Zanahoria
Melón cantalupo	(kumquat)	Yuca
Carambola	Limón	Coliflor
Chirimoya	Hoja de amaranto	Apio
Cereza	Arrurruz	Chayote
Clementina	Alcachofa	Achicoria
Arándano rojo	Rúcula	Berza
Saúco	Brotes de alfalfa	Maíz
Higo	Espárrago	Calabaza de cuello
Toronja	Brotes de bambú	torcido
Guayaba	Remolacha	Pepino
Uva	Melón amargo	Edamame

SUPLEMENTOS DE PROTEÍNA

Vainilla = 1 porción

2 raciones de proteína de suero de leche de chocolate = 1 porción

1 ración de proteína en polvo de origen vegetal = 1 porción

1 ración de proteína en polvo de origen vegetal = 110 calorías

2 raciones de proteína de suero de leche = 135 calorías

LO QUE SÍ PUEDES CONSUMIR

Agua: 1 galón diario (o 128 onzas)

Añadir al agua el jugo de un limón.

Beneficio: los limones tienen una gran cantidad de antioxidantes, compuestos naturales, minerales y vitamina C que son esenciales para funciones saludables del cuerpo como la digestión, eliminación y absorción de nutrientes.

Recomendación: bebe al menos la mitad del agua antes del mediodía y la otra mitad después.

Café: puedes agregarle un sustituto del azúcar como el agave.

Suplemento de proteína en polvo para batidos: elige una proteína de calidad o proteína de origen vegetal.

Todas las frutas y verduras: frescas o congeladas, no enlatadas.

Bebidas permitidas: té verde, matcha, infusiones herbales. Vino rojo 1 copa (4 onzas) para las mujeres, 1-2 copas (de 4 onzas) para los hombres.

Lácteos bajos en grasa.

Alimentos frescos.

Especias frescas o secas en lugar de mucha sal.

Alimentos permitidos: todas las frutas frescas o congeladas, verduras, ensaladas, plantas de hojas verdes. Sin excepción.

Granos integrales: panes ricos en fibra, cereales, pastas, arroz integral y de grano entero, quinua, farro, cebada, mijo, arroz salvaje. No hay excepciones si se seleccionan alimentos enteros y ricos en fibra.

Grasas saludables: ácidos grasos mono y poliinsaturados: aceite de oliva, aceite de linaza, aceite de semilla de uva, todos los aceites de nueces y semillas, sésamo, aceite de aguacate, aguacate, nueces, semillas, aceitunas.

Proteína magra: pollo, pavo, pescados y mariscos.

Lácteos y no lácteos bajos en grasa: leche y yogur bajos en grasa, toda la leche de origen vegetal como de anacardos, almendras y avena.

Condimentos: ilimitados / al gusto, según la lista aprobada.

Además:

Duerme	Camina	Medita
Al menos 8 horas diarias	10 mil a 15 mil pasos al día	5-10 minutos diarios

---

LO QUE NO DEBES CONSUMIR

Alimentos ni siquiera mínimamente procesados.

Sal en exceso.

Carbohidratos no permitidos: pan blanco, arroz blanco, pasta, masa de pizza, pasteles, galletas o cualquier producto que contenga harina blanca refinada. Las papas con piel se permiten con moderación. Alimentos en esta categoría deberían ser integrales y altos en fibra.

Grasas no permitidas: alimentos con alto contenido en grasas saturadas como grasa de cerdo y carnes rojas no magras, salchichas, fiambres, tocino, mantequilla, crema agria, queso crema, leche y otros productos lácteos enteros. Los aceites refinados como el de canola y soja tampoco están permitidos.

Tu plan de alimentación durante la fase 2

Ahora que sabes con qué ingredientes preparar tus batidos, comidas y meriendas, aquí tienes una descripción general del consumo total de alimentos durante un día.

TIPO DE ALIMENTOS	CANTIDAD TOTAL DIARIA
Suplemento de proteína	2 raciones al día (2 medidas x porción)
Proteínas*	4 onzas
Verduras y frutas	3 tazas
Granos integrales	3 tazas
Grasas saludables	5 porciones
Leche sin lácteos	16 onzas
Agua	1 galón (128 onzas)

*No consumas alimentos enlatados

Tus nutrientes en números

- Alrededor de 1,500 calorías diarias.
- 50 % de la dieta está compuesta por carbohidratos, alrededor de 187 g (750 calorías).
- 20 % de la dieta está compuesta por proteínas, alrededor de 75 g (300 calorías).
- 30 % de la dieta está compuesta por grasas saludables, alrededor de 50 g (450 calorías).

Los porcentajes pueden variar.

Al igual que con el inicio de cualquier nuevo plan de dieta, consulta con tu médico antes de comenzar.

AYUNO INTERMITENTE

El ayuno intermitente tiene como objetivo, obligar a tu organismo a quemar las reservas de grasa acumuladas, para obtener la glucosa que necesita. Esto se consigue cuando el tiempo entre comidas se aumenta por encima de lo habitual. De esta manera, tu cuerpo tiene que recurrir diariamente a consumir la grasa almacenada, lo que ayuda a perder peso. Este estilo de alimentación es efectivo en la reducción de peso y puede contribuir a mejorar la salud en general.

¿Por qué escoger este estilo de alimentación?

El ayuno intermitente es la opción más fácil de entender. Solamente se pueden consumir alimentos durante un período de ocho horas al día. Más que un estilo de alimentación es en realidad un patrón de conducta.

Aunque hay varios tipos de ayuno intermitente, el más sencillo de todos es el 16/8, que consiste en ayunar durante 16 horas seguidas y limitar a las 8 horas siguientes el tiempo durante el que se puede comer. Por ejemplo, si la primera comida del día la realizamos a las 10 de la mañana, la última comida del día debe ser antes de las 6 de la tarde. Desde las 6 de la tarde a las 10 de la mañana es el período de ayuno. Este sistema te da la libertad de organizar tu periodo de ayuno de la manera que mejor se adapte a tu vida y es eficaz en la pérdida de peso.

Para mejorar la efectividad de este tipo de dieta, consume carnes magras, frutas, verduras, cereales integrales y lácteos bajos en grasa. Evita los alimentos procesados, las grasas saturadas y aquellos que tengan altos niveles de azúcar.

Para hacer más llevadero el ayuno, puedes beber café y té sin crema ni azúcar, agua o caldo.

Tu plan diario

Así es como se verá tu agenda de comidas diaria. Puedes organizar tus batidos, comidas y meriendas a lo largo del día de la manera que mejor se adapte a ti y a tu horario.

2 batidos   **1 comida principal**   **2 meriendas**

Construyendo tus comidas

¿Qué poner en un batido? ¿Qué poner en una comida principal? ¿Qué poner en una merienda? Haz 2 batidos al día. Disfruta de 1 comida al día. Haz 2 meriendas al día.

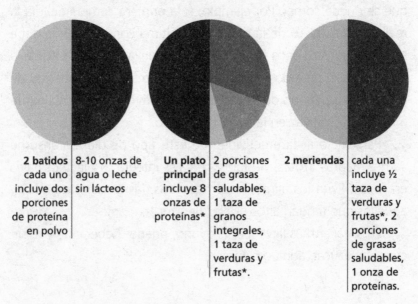

| 2 batidos cada uno incluye dos porciones de proteína en polvo | 8-10 onzas de agua o leche sin lácteos | Un plato principal incluye 8 onzas de proteínas* | 2 porciones de grasas saludables, 1 taza de granos integrales, 1 taza de verduras y frutas*. | 2 meriendas | cada una incluye ½ taza de verduras y frutas*, 2 porciones de grasas saludables, 1 onza de proteínas. |

*No consumas alimentos enlatados

Lista de alimentos permitidos

PROTEÍNAS

Proteínas animales:	Cordero	Trucha
Pollo	Pato	Arenque
Pavo	*Pescados y mariscos:*	Caballa
Salchicha de pavo	Salmón	Gamba
Carne blanca magra de cerdo	Salmón ahumado	Cangrejo
	Sardina	Almeja

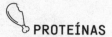 **PROTEÍNAS**

Langosta	Arveja	Tempeh
Mejillón	Soja	Edamame
Ostra	Frijol pinto	Seitán
Vieira	Frijol blanco	Levadura nutricional
Camarón	Frijol riñón o rojo	Espirulina en polvo
Huevo	Lenteja	*Proteínas lácteas:*
Proteínas basadas en plantas:	Garbanzo	Yogur
	Hummus	Queso cottage
Todas las legumbres	Arveja partida	
Frijoles negros	Tofu	

 GRASAS SALUDABLES

Aceite de aguacate	Crema no láctea	Semilla de sésamo
Aguacate	Aceite de macadamia	Semilla de girasol
Aceite de oliva extra virgen	Almendras	Nuez
	Nuez de Brasil	Semilla de linaza
Aceite de sésamo sin refinar prensado en frío	Anacardos	Nuez moscada
	Avellana	Maní
	Nuez de macadamia	Mantequilla de maní
Aceite de nuez	Nuez pecana	Mantequilla de almendras
Aceite de coco	Piñón	
Aceite de linaza	Pistacho	Castaña
Aceite de semilla de uva	Semilla de amapola	Semilla de chía
	Semilla de calabaza	

GRANOS INTEGRALES / CARBOHIDRATOS

Amaranto	Teff	Mijo
Alforfón	Arroz integral	Cebada entera
Remolacha	Arroz salvaje	Palomitas de maíz
Cuscús	Papa roja	naturales
Quinua	Papa	Pasta integral
Granos germinados	Nabos	Ñame
Avena integral	Batata	Waffle (gofre) integral
Avena preparada	Farro	Galletas integrales
Espelta	Bulgur	Pretzels

LÁCTEOS / ALTERNATIVAS VEGANAS

Leche de almendras	Leche de avena	Leche de soja
Leche de anacardo	Leche de arroz	Leche baja en grasa
Leche de coco baja en grasa		

Porciones

1 huevo = 1 onza

Levadura nutricional 5 onzas = 1 porción

Espirulina en polvo 3.5 onzas = 1 porción

1 onza de queso bajo en grasa = 1 porción

1 cucharada de aceite = 1 porción

1 cucharada de mantequilla de nueces = 1 porción

½ aguacate = 1 porción

2 cucharadas de nueces = 1 porción

2 cucharadas de semillas = 1 porción

¼ de taza de queso no lácteo = 1 porción

4 cucharadas de aderezo vegano para ensaladas = 1 porción

1 onza o 1 rebanada de queso = 1 porción

2 cucharadas de pesto de albahaca = 1 porción

Bebidas alcohólicas

5 onzas de vino = 1 porción de grasa

12 onzas de cerveza = 1 porción de grasa

1.5 onzas de alcohol destilado = 1 porción de grasa

6 onzas de bebidas mezcladas = 3 porciones de grasa

6 onzas de piña colada = 4 porciones de grasa

Porciones

1 pan pita grande = 1 porción

2 rebanadas de pan de centeno = 1 porción

2 rebanadas de pan de trigo = 1 porción

2 rebanadas de pan integral de centeno = 1 porción

2 rebanadas de pan de salvado de avena = 1 porción

2 tortillas de trigo integral = 1 porción

1 panecillo inglés de trigo integral = 1 porción

1 bagel de trigo entero = 1 porción

2 waffle (gofre) de trigo integral = 1 porción

2 panes Ezekiel = 1 ración

1 rebanada de pizza de queso con masa de trigo integral = 1 porción

2 tortillas de maíz = 1 porción

12 galletas pequeñas de trigo integral = 1 porción

1 taza de pretzels = 1 porción

CONDIMENTOS

Todas las especias	Clavo	Jengibre
Albahaca	Comino	Nuez moscada
Hojas de laurel	Curri en polvo	Cebolla en polvo
Pimienta cayena	Eneldo	Orégano
Chile en polvo	Ajo en polvo	Pimentón / paprika
Canela	Pimienta negra	Pimienta

CONDIMENTOS

Hojuelas de pimiento rojo	Vinagre de vino rojo	Hojas de laurel
Romero	Crema sin lácteos	Cúrcuma
Azafrán	Ajo	Aloe vera
Salvia	Jugo de limón	Manzanilla
Estragón	Aminoácidos líquidos	Bálsamo de limón
Tomillo	Mostaza	Hibisco
Vainilla	Semillas de mostaza	Miel
Caldo o consomé	Polen	Aceituna negra
Menta	Moringa	Alcaparra
Cilantro	Hinojo	Cebolla roja / amarilla /
Perejil	Cebollín	blanca
Jalapeño	Lavanda	Pesto de albahaca
Sal	Anís	Extracto de vainilla
Vinagre de arroz	Bergamota	Extracto de coco

FRUTAS Y VERDURAS

Manzana	Higo	Limón
Albaricoque	Toronja	Lima
Acerola (cereza)	Uva	Longan
Banana	Guayaba	Níspero
Grosella negra	Melón de miel	Lichi
Arándano	Fresa	Mango
Melón cantalupo	Melocotón	Naranja
Carambola	Yaca	Papaya
Chirimoya	Ciruela	Mangostán
Cereza	Kiwi	Moras
Clementina	Mandarina	Nectarine
Arándano	Naranja china	Fruta de la pasión
Saúco	(kumquat)	(maracuyá)

FRUTAS Y VERDURAS

Pera

Caqui

Pitaya (fruta dragón)

Piña

Plátano

Granada

Nopal

Ciruela

Pomelo

Membrillo

Frambuesa

Ruibarbo

Manzana rosa

Zapote

Mamey

Guanábana

Fresa

Tamarindo*

Sandía

Açai

Baya de goji

Dátil

Hoja de amaranto

Arrurruz

Alcachofa

Rúcula

Brote de alfalfa

Espárrago

Brote de bambú

Remolacha

Escarola belga

Melón amargo

Bok choy

Brócoli

Brócoli rabe

Coles de Bruselas

Repollo

Tomate

Cereza

Zanahoria

Yuca

Coliflor

Apio

Achicoria

Chayote

Hoja de berza

Maíz

Calabaza de cuello
    torcido

Pepino

Daikon

Diente de león verde

Edamame

Berenjena

Hinojo

Raíz de jengibre

Habichuela

Rábano picante

Jícama

Col rizada

Puerro

Ensalada mixta

Lechuga de todo tipo

Setas

Hoja de mostaza

Ocra

Chirivía

Arveja verde

Pimentón rojo / verde /
    amarillo / anaranjado

Calabaza

Radicchio

Rábano

Chalote

Rutabaga

Guisante blanco

Calabaza espagueti

Espinaca

Arveja dulce

Acelga

Tomatillo

Tomates distintas
    variedades

Nabo

Berro

Raíz de ñame

Calabacín

Verduras mixtas
    congeladas

SUPLEMENTOS DE PROTEÍNA

2 raciones de proteína de suero de leche de vainilla = 1 porción

2 raciones de proteína de suero de leche de chocolate = 1 porción

1 ración de proteína en polvo de origen vegetal = 1 porción

1 ración de proteína en polvo de origen vegetal = 110 calorías

2 raciones de proteína de suero de leche = 135 calorías

LO QUE SÍ PUEDES CONSUMIR

Agua: 1 galón diario (o 128 onzas)

Añadir al agua el jugo de un limón.

Beneficio: los limones tienen una gran cantidad de antioxidantes, compuestos naturales, minerales y vitamina C que son esenciales para funciones saludables del cuerpo como la digestión, eliminación y absorción de nutrientes.

Recomendación: bebe al menos la mitad del agua antes del mediodía y la otra mitad después.

Café: puedes agregarle un sustituto del azúcar como el agave.

Suplemento de proteína en polvo para batidos: elige una proteína de calidad o proteína de origen vegetal.

Todas las frutas y verduras: frescas o congeladas, no enlatadas.

Bebidas permitidas: café negro, té verde, té negro, matcha; infusiones de hierbas sin azúcar, endulzantes o crema, durante el ayuno. Caldo de cualquier sabor durante el ayuno.

Condimentos: ilimitados / al gusto, según la lista aprobada.

Además:

Duerme	Camina	Medita
Al menos 8 horas diarias	10 mil a 15 mil pasos al día	5-10 minutos diarios

No comer durante las horas de ayuno.

Tu plan de alimentación durante la fase 2

Ahora que sabes con qué ingredientes preparar tus batidos, comidas y meriendas, aquí tienes una descripción general del consumo total de alimentos durante un día.

TIPO DE ALIMENTOS	CANTIDAD TOTAL DIARIA
Suplemento de proteína	2 raciones al día (2 medidas x porción)
Proteínas*	10 onzas
Verduras y frutas	2 tazas
Granos integrales	1 taza
Grasas saludables	6 porciones
Leche de su preferencia	16 onzas
Agua	1 galón (128 onzas)

*No consumas alimentos enlatados

Tus nutrientes en números

- Alrededor de 1,500 calorías diarias.
- 35 % de la dieta está compuesta por carbohidratos, alrededor de 131 g (525 calorías).

- 30 % de la dieta está compuesta por proteínas, alrededor de 112 g (450 calorías).
- 35 % de la dieta está compuesta por grasas saludables, alrededor de 58 g (525 calorías).

Los porcentajes pueden variar.

Al igual que con el inicio de cualquier nuevo plan de dieta, consulta con tu médico antes de comenzar.

RECETAS PARA LA FASE 2

En esta sección hemos recopilado una serie de recetas dedicadas al desayuno, el almuerzo, la merienda y la cena de cada uno de los seis estilos de alimentación, para que puedas arrancar con confianza tu plan Entalla.

KETO

DESAYUNOS

Pimientos rellenos de huevo

INGREDIENTES:

1 pimiento morrón amarillo o verde

2 huevos

2 onzas de jamón cortado en cubitos

3 cucharadas de aceite de oliva

2 onzas de queso cheddar rallado

¼ de taza de leche de almendras sin azúcar

1 cucharada de cebolla morada picada

Sal y pimienta al gusto

PREPARACIÓN:

Precalienta el horno a 400 °F. Corta el pimiento por la mitad, quita las semillas y hornea de tres a cinco minutos. Combina el resto de los ingredientes y añade la mezcla en los pimientos. Hornea hasta que los huevos estén listos, de 30 a 35 minutos.

Huevos ángel keto

INGREDIENTES:

2 huevos duros

1 aguacate pequeño

1 cucharadita de zumo de limón fresco

2 cucharadas de semillas de linaza molidas

2 onzas de pavo cortado en cubitos

Una pizca de pimentón (paprika)

2 cucharadas de nueces picadas

½ taza de arándanos azules

½ taza de moras

Sal y pimienta al gusto

PREPARACIÓN:

Corta los huevos por la mitad, retira las yemas y ponlas en un bol pequeño. Deja las claras a un lado. A las yemas añádeles el aguacate, zumo de limón, semillas de linaza molidas, sal y pimienta. Mezcla los ingredientes hasta que estén bien combinados. Agrega los cubitos de pavo. Sirve la mezcla sobre las claras de huevo y espolvorea con pimentón. Decora con nueces y sirve con frutos rojos como acompañamiento.

Omelet de tocino canadiense y verduras

INGREDIENTES:

2 cucharadas de aceite de oliva

2 onzas de tocino canadiense

1 cucharada de cebolla picada

½ taza de espinacas

½ taza de tomate picado

2 cucharadas de almendras en rodajas

2 huevos grandes batidos

½ aguacate mediano cortado en rodajas

2 cucharadas de semillas de girasol

Sal y pimienta al gusto

PREPARACIÓN:

Calienta el aceite de oliva en una sartén antiadherente a fuego medio-alto. Agrega el tocino y la cebolla y cocina por cinco minutos mientras revuelves. Agrega la espinaca, el tomate, las almendras, la sal y la pimienta. Cocina por 4 minutos. Retira las verduras y reserva. En la misma sartén, a fuego lento, agrega los huevos. Cocina por 20 segundos. Coloca el tocino y las verduras en un lado de la tortilla. Dobla la tortilla por la mitad, como una media luna. Cocina hasta que el huevo esté listo. Sirve cubierto con rodajas de aguacate y semillas de girasol.

ALMUERZOS

Tacos de pescado

INGREDIENTES:

1 cucharada de pimentón (paprika)

1 cucharada de zumo de limón fresco

4 onzas de filete de pescado

½ cucharadita de ajo en polvo

2 cucharadas de aceite de aguacate

½ taza de repollo morado rallado (reserva varias hojas de repollo para usar como tortilla)

½ taza de pepino en rodajas

½ aguacate mediano rebanado

4 cucharadas de crema agria

½ cucharada de cilantro fresco picado

1 cucharadita de cebollino picado

Sal y pimienta al gusto

PREPARACIÓN:

En un bol pequeño combina el pimentón, el limón, la sal y la pimienta. Adoba el filete de pescado con ajo en polvo y sazona con sal y pimienta. En una sartén mediana antiadherente, calienta el aceite durante un par de minutos. Añade el pescado y cocina por tres minutos, por un lado, o hasta que esté dorado; retira y corta en rodajas. En un bol mediano, combina el repollo, el pepino y el aguacate. Usando una hoja de repollo, como si fuera una tortilla, coloca la ensalada y cubre con pescado. Rocía con crema agria y decora con el cilantro y el cebollino.

Ensalada de pollo con coco

INGREDIENTES:

2 cucharadas de aceite de oliva

1 cucharada de cebolla picada

4 onzas de pechuga de pollo en cubos

1 taza de col rizada picada

2 cucharadas de nueces de macadamia

4 cucharadas de coco rallado

½ aguacate mediano

2 cucharadas de vinagre balsámico

Sal y pimienta al gusto

PREPARACIÓN:

Calienta el aceite en una sartén mediana a fuego medio-alto. Añade las cebollas y el pollo. Cocina hasta que el pollo esté tierno, alrededor de unos 10 minutos. En un bol grande, combina la col rizada, las nueces de macadamia, el coco y el aguacate. Añade a la mezcla de pollo. Sazona con vinagre, sal y pimienta.

Ternera con espárragos y jengibre

INGREDIENTES:

4 onzas de filete de *sirloin* de ternera

3 cucharadas de aceite de aguacate

1 taza de espárragos cortados en trozos de 2 pulgadas (5 cm)

1 diente de ajo finamente picado

2 cucharaditas de jengibre fresco picado

4 cucharadas de almendras en lascas

Sal y pimienta al gusto

PREPARACIÓN:

Corta la carne en tiras finas y sazona con sal y pimienta. Calienta el aceite en una sartén grande a fuego medio. Agrega la carne y cocina mientras revuelves durante unos tres minutos. Añade los espárragos, el ajo y el jengibre, y cocina por dos minutos. Cubre la carne y los espárragos con almendras antes de servir.

MERIENDAS

Guacamole picante

INGREDIENTES:

1 aguacate pequeño

1 cucharadita de zumo de limón

1 cucharadita de pimienta de cayena

2 cucharadas de cebolla morada picada

Sal y pimienta al gusto

PREPARACIÓN:

Haz puré con el aguacate y combínalo con los restantes ingredientes.

Bombas de almendras y maní

INGREDIENTES:

2 cucharadas de almendras trituradas

1 cucharada de mantequilla de maní

PREPARACIÓN:

Envuelve las almendras trituradas en la mantequilla de maní, formando una bola.

Bombones de nueces y almendras

INGREDIENTES:

2 cucharadas de nueces trituradas

1 cucharada de mantequilla de almendras

PREPARACIÓN:

Mezcla las nueces trituradas con la mantequilla de almendras. Aplasta la masa y forma un cuadrado. Llévalo al congelador y deja que endurezca bien antes de servir.

CENAS

Chuletas de cerdo a la parrilla

INGREDIENTES:

2 cucharadas de mantequilla orgánica

1 cucharadita de zumo de limón

1 cucharada de romero fresco picado

4 onzas de chuleta de cerdo

2 cucharadas de aceite de aguacate

1 taza de champiñones

2 cucharadas de nueces pecanas picadas

Sal y pimienta al gusto

PREPARACIÓN:

En un bol mediano, mezcla la mantequilla, la sal, la pimienta, el zumo de limón y el romero. Añade las chuletas de cerdo y deja macerar por 30 minutos. Calienta tu parrilla. Pon a asar las chuletas de cerdo durante 10 minutos por cada lado o hasta que estén tiernas. Calienta el aceite en una sartén pequeña, antiadherente, a fuego medio. Añade los champiñones, saltea durante cinco minutos y agrega las nueces. Sirve con las chuletas de cerdo.

Pargo al Dijon

INGREDIENTES:

4 onzas de filete de pargo

1 cucharadita de mostaza Dijon

1 cucharadita de eneldo fresco

1 cucharada de vinagre
   balsámico

1 cucharada de aceite de oliva

1 cucharada de mantequilla
   orgánica

1 taza de habichuelas (vainitas)

2 cucharadas de nueces

2 cucharadas de ajonjolí

Sal al gusto

PREPARACIÓN:

Sazona el pescado con sal. En un bol pequeño combina la mostaza, el eneldo y el vinagre para la salsa del pescado. En una sartén mediana, a fuego alto, agrega el aceite y derrite la mantequilla hasta que burbujee. Añade el pescado y cocina de dos a tres minutos por cada lado, hasta que se desmenuce fácilmente. Vierte la salsa hecha previamente sobre el pescado. Cocina las habichuelas al vapor y como acompañante. Decora con nueces y semillas de sésamo.

Pollo con hierbas

INGREDIENTES:

1 cucharada de cebolla picada

2 dientes de ajo picados

1 cucharada de tomillo fresco
   picado

1 cucharadita de orégano

1 cucharadita de romero

1 cucharada de zumo de naranja

1 cucharada de zumo de limón

4 onzas de muslos de pollo

3 cucharadas de aceite de oliva

1 taza de calabacín cortado en
   cubitos

2 cucharadas de semillas de
   girasol

2 cucharadas de nueces
   brasileñas picadas

1 cucharada de cilantro

Sal y pimienta al gusto

PREPARACIÓN:

Para marinar, combina la cebolla, el ajo, el tomillo, el orégano, el romero, el zumo de naranja y de limón. Coloca el pollo en una bolsa con cierre y vierte la marinada. Deja que el pollo absorba los condimentos durante unos 30 minutos. Calienta el aceite en una sartén mediana. Cocina el pollo por ambos lados, girándolo cada cinco minutos hasta que esté bien cocido. Añade el calabacín y cuece durante tres o cuatro minutos más. Condimenta con sal y pimienta. Decora el pollo y el calabacín con nueces y cilantro antes de servir.

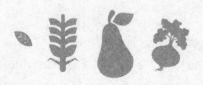

PALEO

DESAYUNOS

Ensalada alta en proteína

INGREDIENTES:

2 huevos hervidos	1 taza de uvas
6 onzas de atún fresco	2 cucharadas de aceite de oliva
1 taza de zanahorias ralladas	½ aguacate mediano
1 taza de espinacas	Sal y pimienta negra al gusto

PREPARACIÓN:

En una sartén antiadherente, dora el atún en el aceite de oliva a fuego medio-alto aproximadamente por dos minutos de cada lado. Sirve los huevos con el atún, las espinacas, las zanahorias, el aguacate y las uvas.

Tortilla de pavo y repollo

INGREDIENTES:

2 huevos	2 cucharadas de piñones
6 onzas de pechuga de pavo	2 rodajas de cebolla morada
2 tazas de repollo rallado	Ajo en polvo
1 taza de fresas	Sal y pimienta negra
2 cucharadas de aceite de oliva	

PREPARACIÓN:

En un bol grande mezcla los huevos, el ajo en polvo, la sal y la pimienta negra. Añade el repollo y la cebolla a la mezcla de huevo y combina completamente los ingredientes. Calienta el aceite en una sartén grande a fuego medio-alto. Añade la mezcla de huevo y cocina hasta que esté dorado y tierno, aproximadamente tres minutos. Sirve con la pechuga de pavo. Pon las fresas combinadas con los piñones como acompañante.

Puré de calabaza y picadillo de carne

INGREDIENTES:

8 onzas de carne molida de res magra alimentada con pasto, cocida

1 taza de calabaza picada en cubos

1 manzana sin corazón cortada en cubitos

1 taza de pera sin corazón cortada en cubitos

2 cucharadas de aceite de coco

2 cucharadas de semillas de calabaza

2 dientes de ajo picados

⅓ de taza de zumo de limón

1 cucharadita de cilantro

Sal y pimienta negra

½ cucharadita de canela

PREPARACIÓN:

En un tazón grande, mezcla bien el zumo de naranja fresco, el ajo y el cilantro. Añade la carne molida cocida combinando bien todo. Coloca la calabaza picada en una olla con agua que la cubra al menos una pulgada. Cuece hasta que esté suave; aproximadamente 20 minutos. Escurre, añade el aceite de coco y tritura con un tenedor hasta obtener un puré. En un tazón coloca el puré de calabaza, los cubitos de manzana y de pera y espolvorea con canela y las semillas de calabaza. Sirve acompañando a la carne.

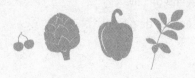

Bistec con ensalada colorida

INGREDIENTES:

8 onzas de filete de solomillo

1 taza de berros

1 taza de espinacas

½ toronja, pelada, cortada y sin semillas

½ taza de frambuesas

2 cucharadas de aceite de oliva

½ aguacate mediano cortado en lascas.

1 cucharada de vinagre balsámico

1 cucharada de miel

Sal, pimienta negra y ajo en polvo al gusto

PREPARACIÓN:

Precalienta la parrilla. Unta el bistec con aceite y sazona con la sal, pimienta y ajo. Cocínalo en la parrilla de tres a cinco minutos por cada lado. En un bol aparte combina los berros y las espinacas y añade la toronja, las frambuesas y el aguacate. Adereza con vinagre balsámico y miel. Sirve acompañando al bistec.

Pollo en cama de rúcula

INGREDIENTES:

8 onzas de pechuga de pollo

1 taza de tomates cereza (*cherry*)

1 taza de rúcula

1 taza de espinaca

2 cucharadas de aceite de oliva

2 cucharadas de semillas de girasol

1 diente de ajo

Zumo de limón

1 hoja de menta fresca

Sal y pimienta negra

PREPARACIÓN:

En una sartén mediana calienta el aceite de oliva a fuego medio, dora la mitad del ajo y agrega la sal, la pimienta negra y el pollo. Cocina el pollo durante al menos cinco minutos por cada lado. Tapa y retira del fuego. Aparte, en un cuenco pequeño, combina el zumo de limón, la otra mitad del ajo machacado, la menta y aceite suficiente para el aderezo. En una ensaladera mezcla la rúcula, la espinaca, los tomates y las semillas de girasol. Sazona con el aderezo y sírvela junto al pollo.

Salmón salvaje con champiñones

INGREDIENTES:

8 onzas de salmón

1 taza de champiñones silvestres en lascas

½ taza de acelgas

½ taza de col rizada cortada y picada

1 taza de patata dulce picada

2 cucharadas de aceite de oliva

2 cucharadas de almendras en rodajas

2 cucharadas de cebolla verde finamente picada

Ajo en polvo

Romero fresco al gusto

Limón en rodajas

Sal y pimienta negra al gusto

PREPARACIÓN:

En una cacerola mediana calienta el aceite a fuego medio y cocina los champiñones con la pimienta negra. Cocina la col rizada y las acelgas en agua hirviendo con sal durante cinco a siete minutos, hasta que los tallos estén tiernos. Coloca el salmón en una bandeja para hornear y espolvorea con ajo en polvo y romero fresco y rocía con limón. Aparte, en otra bandeja para hornear, coloca la patata dulce o camote y esparce las almendras por encima. Asa a 350 °F hasta que estén tiernas. Introduce ahora el salmón al horno y cocina de seis a ocho minutos. Combina los champiñones con la col rizada y las acelgas y sirve acompañando al salmón y las batatas dulces.

MERIENDAS

Bayas y nueces de macadamia

INGREDIENTES:

1 taza de frambuesas

2 cucharadas de nueces de macadamia

1 cucharada de mantequilla de almendras y nueces

PREPARACIÓN:

Combina todo y disfruta.

Remolacha en tazón de aguacate

INGREDIENTES:

1 taza de remolacha cocida cortada en cubitos

1 cucharada de aceite de oliva extra virgen

½ aguacate mediano

⅓ de taza de zumo de limón

1 ramita de romero fresco

1 cucharadita de ajo en polvo

PREPARACIÓN:

Mezcla todos los ingredientes y sirve dentro del medio aguacate.

Sandía y nueces

INGREDIENTES:

1 taza de sandía cortada en trocitos

4 cucharadas de nueces picadas

PREPARACIÓN:

Combina y disfruta.

CENAS

Pargo rojo con mango

INGREDIENTES:

8 onzas de pargo

1 taza de coliflor

1 taza de brócoli

½ taza de mango sin piel cortado en cubitos

½ aguacate mediano sin piel cortado en cubitos

2 cucharadas de aceite de aguacate

1 limón (la rayadura y el jugo)

1 cucharada de jengibre fresco picado

¼ de taza de cilantro fresco picado

½ taza de tomate picado

½ taza de cebolla morada picada

PREPARACIÓN:

Sazona el pargo con sal y pimienta y hornea por 10 minutos. Para bañar, combina en un bol de vidrio el mango, la cebolla, el aguacate, el tomate, la ralladura y el zumo de limón, el jengibre y el cilantro. Coloca el pescado en un plato y distribuye por encima la combinación anterior. Acompaña con la coliflor y el brócoli al vapor.

Pollo agridulce con vegetales

INGREDIENTES:

8 onzas de pechuga de pollo

1 taza de brócoli

1 taza de zanahoria en rodajas

1 camote o patata dulce

2 cucharadas de aceite de oliva

2 cucharadas de semillas de calabaza

2 cucharadas de cebolla picada

1 diente de ajo picado

½ taza de zumo de naranja fresco

½ cucharadita de ralladura de naranja

Sal y pimienta negra al gusto

PREPARACIÓN:

Coloca el aceite de oliva en una sartén grande a fuego medio. Añade el pollo, la cebolla y el ajo y cocínalos hasta que se doren, aproximadamente seis minutos. Añade la ralladura de naranja y el zumo de naranja fresco a la sartén. Cocina y reduce el fuego. Tápalo y cocina a fuego lento, durante cinco minutos. En una olla, cocina al vapor las verduras restantes durante cinco minutos. Antes de servir, espolvorea con las semillas de calabaza.

Chuletas de cerdo con espárragos

INGREDIENTES:

8 onzas de chuleta de solomillo de cerdo

1 taza de espárragos

1 manzana pelada sin corazón cortada transversalmente en aros

1 pera pelada sin corazón cortada transversalmente en aros

2 cucharadas de aceite de aguacate

2 cucharadas de almendras en lascas

½ cebolla morada pequeña en rodajas

Sal y pimienta negra al gusto

PREPARACIÓN:

Precalienta el horno a 350 °F. Sazona las chuletas de cerdo con sal y pimienta y colócalas en un recipiente mediano para hornear. Cúbrelas con la cebolla, la manzana, la pera y las almendras. Tapa y hornea durante una hora, hasta que las chuletas estén tiernas. Acompaña con los espárragos al vapor.

BAJO ÍNDICE GLUCÉMICO

DESAYUNOS

Burrito de huevo revuelto con salchicha y espinacas

INGREDIENTES:

2 cucharadas de aceite de oliva

¼ de taza de cebolla picada

2 onzas de salchicha de pollo cocida

1 taza de espinaca

2 onzas de clara de huevo

1 tortilla de trigo integral

2 onzas de queso mozarela rallado bajo en grasa

Sal y pimienta al gusto

PREPARACIÓN:

Calienta el aceite en una sartén antiadherente mediana a fuego medio-alto. Añade la cebolla, salchicha y espinaca. En un bol pequeño, bate el huevo y sazona con sal y pimienta. Vierte el huevo en la sartén. Revuelve por 5 minutos. Pon el revoltillo en la tortilla y cúbrelo con queso antes de doblar la tortilla para armar el *wrap* o burrito.

Tostada de pavo con aguacate

INGREDIENTES:

2 rebanadas de pan centeno

1 cucharadita de mostaza Dijon

4 onzas de pechuga de pavo cocida y cortada en lascas

½ taza de lechuga picada

½ taza de brotes frescos de alfalfa

½ aguacate mediano cortado en lascas

2 cucharadas de semillas de linaza

2 cucharadas de almendras cortadas en rodajas

Sal y pimienta al gusto

PREPARACIÓN:

Unta el pan con mostaza y luego cúbrelo con pavo, lechuga, alfalfa, aguacate y semillas de lino. Espolvorea las almendras sobre todo lo anterior y termina sazonando con sal y pimienta antes de tapar.

Pudín de avena y canela

INGREDIENTES:

1 manzana sin corazón cortada en cubitos

½ cucharadita de canela molida

4 onzas de requesón bajo en grasa

1 taza de avena cruda entera

2 cucharadas de semillas de girasol

4 cucharadas de nueces pecanas picadas

PREPARACIÓN:

Espolvorea canela sobre la manzana. Cocina la manzana en el microondas hasta que ablande, aproximadamente 5 minutos. Cubre con requesón, avena, semillas de girasol y nueces.

ALMUERZOS

Atún con rúcula y quinua

INGREDIENTES:

2 cucharadas de aceite de oliva

4 onzas de filete de atún

⅓ de taza de quinua para preparar

1 taza de rúcula

2 cucharadas de semillas de calabaza

1 cucharada de cilantro fresco picado

1 cucharada de zumo de limón fresco

Sal y pimienta al gusto

⬤

PREPARACIÓN:

Precalienta el aceite en una sartén mediana a fuego medio-alto. Cuando esté bien caliente, agrega el atún. Saltea por cada lado durante 3 minutos o hasta que se vea dorado. En una olla aparte, cocina la quinua según las instrucciones del paquete. Coloca la rúcula en un tazón, luego añade la quinua y cubre con el atún. Decora y sazona con cilantro, zumo de limón, sal y pimienta.

Bol de pollo con champiñones

INGREDIENTES:

3 cucharadas de aceite de oliva

4 onzas de pechuga de pollo

¼ de taza de cebolla verde picada

½ taza de champiñones picados

½ taza de apio picado

1 diente de ajo picado

1 cucharadita de tomillo

1 cucharadita de romero

½ cucharadita de orégano

1 taza de farro

3 tazas de agua

1 cucharada de perejil fresco picado

Sal y pimienta al gusto

PREPARACIÓN:

Calienta el aceite en una sartén grande a fuego medio-alto. Añade la pechuga de pollo y sazona con sal y pimienta. Dora por cada lado durante 3 minutos, luego retira y reserva. Usando la misma sartén combina las cebollas, los champiñones, el apio, el ajo, el tomillo, el romero y el orégano. Cocina, revolviendo ocasionalmente, hasta que las verduras se ablanden, aproximadamente de 5 a 6 minutos. Agrega el farro y el agua. Lleva la mezcla a ebullición y luego reduce la temperatura a fuego lento. Vuelve a poner el pollo en la sartén. Cúbrelo y continúa cocinando por 30 minutos o hasta que el farro esté tierno. Espolvorea con perejil antes de servir.

Salmón salvaje y espárragos con bulgur

INGREDIENTES:

1 taza de trigo bulgur

1 taza de caldo de verduras

1 taza de espárragos (alrededor de 12 tallos)

4 onzas de salmón salvaje

1 cucharada de zumo de limón

2 cucharadas de semillas de girasol

1 cucharada de menta fresca picada

Sal y pimienta al gusto

PREPARACIÓN:

Precalienta el horno a 375 °F. En una bandeja grande para hornear combina el bulgur y el caldo, luego sazona con sal y pimienta. Coloca los espárragos en la mezcla y luego el salmón encima. Cubre la bandeja con papel de aluminio y hornea hasta que el bulgur, los espárragos y el salmón estén tiernos, aproximadamente de 25 a 30 minutos. Rocía el zumo de limón sobre el salmón, luego espolvorea con las semillas de girasol y menta picada antes de servir.

MERIENDAS

Hummus con zanahoria y apio

INGREDIENTES:

1 taza de hummus

2 cucharadas de semillas de calabaza

½ taza de ramas de apio

½ taza de palitos de zanahoria

PREPARACIÓN:

Pon las semillas de calabaza sobre el hummus y revuelve. Unta las ramitas de apio y las zanahorias en el hummus.

Ensalada agridulce

INGREDIENTES:

4 onzas de queso cottage o requesón

½ taza de tomates tipo cereza cortados por la mitad

½ taza de rúcula

2 cucharadas de nueces picadas

PREPARACIÓN:

Mezcla todo y sirve.

Bol de queso cottage con nueces y bayas

INGREDIENTES:

4 onzas de queso cottage o requesón

1 taza de fresas en rodajas

2 cucharadas de nueces picadas

Unas gotas de miel

PREPARACIÓN:

En un tazón sirve las fresas, el queso y las nueces. Riégalo con la miel por encima.

CENAS

Sopa de carne

INGREDIENTES:

2 cucharadas de aceite de oliva

¼ de taza de cebolla picada

1 cucharadita de orégano

½ taza de chícharos o arvejas

½ taza de acelga

1 taza de agua

⅓ de taza de bulgur

4 onzas de carne magra de res

1 cucharada de cilantro fresco picado

2 cucharadas de semillas de linaza

2 cucharadas de semillas de chía

Sal y pimienta al gusto

PREPARACIÓN:

Precalienta el aceite en una olla grande a fuego medio-alto. Añade las cebollas, el orégano, los chícharos y las acelgas; saltea durante cinco minutos. Añade el agua, el bulgur, la carne, la sal y la pimienta. Hierve hasta que la carne esté blanda. Reduce el fuego a medio-bajo, tapa y cocina por 30 minutos. Espolvorea con cilantro, semillas de lino y semillas de chía. Sirve caliente.

Pasta con pollo y calabacín

INGREDIENTES:

1 taza de pasta integral

3 cucharadas de aceite de oliva

2 dientes de ajo picados

4 onzas de pollo, cocido y cortado en cubos

1 taza de calabacín picado

1 cucharada de albahaca fresca

1 cucharada de pimiento rojo

4 aceitunas negras enteras o cortadas

1 cucharada de perejil fresco picado

Sal y pimienta al gusto

PREPARACIÓN:

Cocina la pasta según las instrucciones del paquete. Cuando esté lista, escúrrela. En la misma olla, añade el aceite, el ajo, el pollo, el calabacín, la albahaca y el pimiento rojo. Condimenta con sal y pimienta. Calienta a fuego medio-bajo revolviendo constantemente. Decora con aceitunas negras y perejil antes de servir.

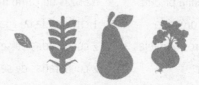

Salmón con verduras

INGREDIENTES:

½ taza de arroz integral para preparar

4 onzas de salmón salvaje

2 cucharadas de aceite de sésamo

1 cucharadita de jengibre molido

1 cucharada de romero fresco picado

1 cucharada de mostaza Dijon

1 cucharadita de cúrcuma en polvo

1 taza de brócoli, cortado en flores pequeñas

2 cucharadas de ajonjolí

Sal y pimienta al gusto

PREPARACIÓN:

Cocina el arroz de acuerdo con las instrucciones del paquete. Coloca el salmón en una sartén con aceite de sésamo, jengibre, romero, mostaza, cúrcuma, sal y pimienta. Cúbrelo y cocínalo a fuego lento por un lado hasta que esté dorado, aproximadamente 4 minutos. Dale la vuelta y cocina hasta que el salmón se sienta firme al tacto, alrededor de unos 3 minutos más. En una sartén aparte, cocina el brócoli durante 5 minutos o hasta que esté de color verde brillante. Coloca el arroz en un bol o plato grande. Sirve encima el salmón salpicado con semillas de sésamo.

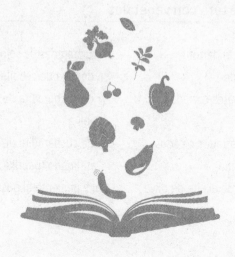

BASADO EN PLANTAS

DESAYUNOS

Tazón de avena con bayas, moras y arándanos

INGREDIENTES:

8 onzas (1 taza) de leche de almendras

1 taza de avena cocida

1 taza de fresas frescas

2 cucharadas de nueces

¼ de cucharadita de jengibre

½ taza de arándanos

½ taza de moras

2 cucharadas de semillas de chía

2 cucharadas de almendras

¼ de cucharadita de canela

PREPARACIÓN:

Hierve la leche de almendras en una cacerola mediana y luego agrega la avena. Cocina a fuego medio durante cinco minutos sin tapar, revolviendo ocasionalmente. Sirve la avena y cubre con los frutos rojos, el jengibre, la canela, las semillas de chía, las almendras y las nueces.

Revuelto de tofu con vegetales

INGREDIENTES:

8 onzas (1 taza) de tofu desmenuzado

1 taza de tomates cortados en cubitos

1 taza de espárragos picados

1 taza de quinua

2 cucharadas de aceite de oliva

2 cucharadas de semillas de chía

¼ de taza de cebolla picada

¼ de cucharadita de chile en polvo

¼ de cucharadita de pimentón ahumado (paprika)

Sal y pimienta al gusto

PREPARACIÓN:

En una sartén grande pon a calentar el aceite, luego añade la cebolla y el tomate hasta que se doren. Agrega los espárragos, el tofu, el chile en polvo, la paprika y la sal. Saltea durante cinco minutos hasta que los espárragos estén tiernos y el tofu esté cocido. Prepara la quinua como se indica en el paquete. Sirve el revuelto de tofu acompañado con la quinua y cubre con las semillas de chía.

Tostada de champiñones con lentejas y vegetales

INGREDIENTES:

8 onzas (1 taza) de lentejas	2 cucharadas de almendras en lascas
1 taza de champiñones	1 cucharada de cebolla cortada en cubitos
½ taza de tomates picados	
½ taza de pimiento verde	
2 rebanadas de pan Ezekiel	2 cucharaditas de cilantro picado
2 cucharadas de aceite de oliva	Sal y pimienta al gusto

PREPARACIÓN:

En una sartén mediana calienta el aceite de oliva y saltea las cebollas, los tomates, los pimientos, los champiñones, las almendras y el cilantro. Sazona al gusto. Cocina por unos minutos hasta que los champiñones y las cebollas se ablanden. Aparte, prepara las lentejas como se indica en el paquete. Sirve la mezcla de verduras sobre el pan Ezekiel y acompaña con las lentejas.

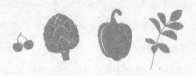

Tazón vegetariano con quinua

INGREDIENTES:

8 onzas (1 taza) de garbanzos

1 taza de col rizada picada

1 taza de pepino picado

1 taza de quinua

2 cucharadas de aceite de sésamo

2 cucharadas de nueces trituradas

1 cucharada de vinagre de arroz

Sal y pimienta negra al gusto

PREPARACIÓN:

Cocina la quinua y los garbanzos tal como se indica en el paquete. En un bol grande, mezcla la col rizada, el pepino, los garbanzos, la quinua y las nueces. Luego, añade el vinagre de arroz, el aceite de sésamo, la sal y la pimienta.

Frijoles negros con arroz, calabacín y semillas de girasol

INGREDIENTES:

8 onzas (1 taza) de frijoles negros

1 taza de calabacín cortado en cubitos

1 taza de calabacín amarillo cortado en cubitos

1 taza de arroz integral

2 cucharadas de aceite de aguacate

2 cucharadas de semillas de girasol

¼ de taza de cebolla picada

Sal y pimienta al gusto

PREPARACIÓN:

Calienta el aceite en una sartén grande y pon la temperatura a fuego medio. Agrega la cebolla y el calabacín, Cocina removiendo hasta que esté tierno, aproximadamente ocho minutos. Cocina el arroz integral y los frijoles como se indica en el paquete. Sirve el calabacín junto al arroz integral y los frijoles negros. Cubre con las semillas de girasol.

Pasta integral con verduras

INGREDIENTES:

8 onzas (1 taza) de arvejas (chícharos)

1 taza de zanahorias cortadas

1 taza de habichuelas

1 taza de espagueti de trigo integral

2 cucharadas de aceite de oliva

2 cucharadas de semillas de linaza molidas

2 dientes de ajo en lascas finas

⅓ de taza de limón fresco

Sal y pimienta negra

2 cucharaditas de cilantro picado

PREPARACIÓN:

Cocina la pasta según las instrucciones del paquete. Calienta el aceite de oliva en una sartén grande a fuego medio-bajo. Añade el ajo y cocina hasta que se dore. Escurre la pasta y agrégala a la sartén, junto con el zumo de limón, las arvejas, la zanahoria, las habichuelas, sal y pimienta al gusto. Cocina hasta que las verduras estén blandas. Decora con el cilantro y la linaza.

MERIENDAS

Snack de brócoli con salsa ranchera vegana

INGREDIENTES:

1 taza de brócoli crudo

4 cucharadas de aderezo ranchero vegano

Sandía con semillas de girasol

INGREDIENTES:

1 taza de sandía picada o en cubos

2 cucharadas de semillas de girasol

Piña y nueces

INGREDIENTES:

1 taza de piña   2 cucharadas de nueces mixtas

CENAS

Veggie Pizza

INGREDIENTES:

½ taza de champiñones

½ taza de pimiento rojo

1 taza de espinacas

1 tortilla grande de trigo integral

1 cucharada de aceite de oliva

½ taza de queso sin lactosa
  rallado

2 cucharadas de semillas de
  linaza molidas

2 cucharadas de puré de tomate

¼ de taza de cebolla

1 cucharadita de condimento de
  hierbas italianas

PREPARACIÓN:

Precalienta el horno a 400 °F. Unta la tortilla con el aceite de oliva y el puré de tomate. Distribuye uniformemente el queso rallado. Luego, añade los champiñones, el pimiento rojo, la cebolla y las espinacas. Espolvorea con el condimento de hierbas italianas y las semillas de linaza molidas. Hornea de cinco a 10 minutos.

Bol de quinua con frijoles

INGREDIENTES:

8 onzas (1 taza) de frijoles rojos

½ taza de apio

½ taza de zanahorias

½ taza de espinacas

½ taza de col rizada

1 taza de quinua

2 cucharadas de aceite de oliva

½ aguacate mediano

1 cucharadita de cilantro

1 cucharadita de cúrcuma

1 cucharadita de tomillo

1 cucharadita de orégano

1 cucharadita de comino

1 taza de caldo de verduras

1 taza de agua

Sal y pimienta negra al gusto

PREPARACIÓN:

En una olla grande mezcla el caldo de verduras, el aceite de oliva, el agua, el apio, las zanahorias, las espinacas, la col rizada, la quinua, la cúrcuma, el tomillo, el orégano, el comino, la sal y la pimienta. Deja hervir, luego reduce el fuego a medio-bajo y cocina hasta que los frijoles, las verduras y la quinua estén cocidos, aproximadamente 45 minutos. Acompaña con el aguacate.

Delicia de verduras asadas

INGREDIENTES:

8 onzas (1 taza) de edamame

1 taza de coliflor

1 taza de tomate cereza (*cherry*)

1 taza de batata dulce picadas

2 cucharadas de aceite de oliva

2 cucharadas de nueces picadas

1 cucharada de dientes de ajo picados

1 lima cortada en rodajas

1 cucharada de cilantro fresco picado

1 cucharada de romero

Sal y pimienta negra

PREPARACIÓN:

Precalienta el horno a 450 °F. En un cuenco o tazón mezcla el aceite, la sal, la pimienta, el ajo y el romero. Luego añade la coliflor, los tomates, el edamame, las batatas, y combina hasta que los ingredientes estén bien impregnados. Asa durante 30 minutos y añade las rodajas de lima. Espolvorea el cilantro y las nueces sobre las verduras, antes de servir.

MEDITERRÁNEA

DESAYUNOS

Bol cremoso y crujiente de yogur y fresas

INGREDIENTES:

4 onzas de yogur griego sin azúcar

1 taza de fresas cortadas en lascas

1 taza de cereal de salvado de
  trigo

2 cucharadas de almendras picadas

1 cucharada de mantequilla de
  maní

2 cucharadas de semillas de
  sésamo

PREPARACIÓN:

En un tazón sirve el yogur y cubre con las fresas, el cereal y las almendras. Calienta la mantequilla de maní y añádela encima, luego espolvorea las semillas de sésamo.

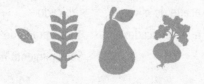

Tazón vegetariano con salmón ahumado

INGREDIENTES:

2 cucharadas de aceite de oliva

1 taza de patatas rojas cortadas en cubitos

½ taza de pimiento rojo cortado en cubitos

¼ de taza de cebolla picada

1 huevo

3 onzas de salmón ahumado

½ taza de espinacas

½ aguacate mediano cortado en lascas

Sal y pimienta al gusto

PREPARACIÓN:

Precalienta el aceite en una sartén grande a fuego medio. Añade las papas, las cebollas y los pimientos. Remueve los ingredientes y cocina hasta que estén tiernos, aproximadamente de 7 a 8 minutos. En un cuenco pequeño, bate el huevo y sazona con sal y pimienta. Añade la mezcla a la sartén y cocina durante tres minutos hasta que el huevo esté bien cocido. Sirve las papas y los huevos en un tazón cubierto con salmón ahumado, espinacas y aguacate.

Wafles con bayas y nueces

INGREDIENTES:

4 onzas de queso cottage o requesón

2 wafles integrales

½ taza de arándanos azules

½ taza de moras

4 cucharadas de nueces picadas

1 cucharada de miel

2 cucharadas de semillas de linaza

1 cucharadita de polen de abeja

PREPARACIÓN:

Divide el requesón y unta cada wafle con una mitad. Luego cúbrelo con bayas, nueces y miel. Espolvorea las semillas de lino y el polen de abeja.

Ensalada de farro con camarones y verduras

INGREDIENTES:

3 cucharadas de aceite de oliva

2 cucharadas de zumo de limón fresco

2 dientes de ajo picados

1 cucharadita de pimentón ahumado

1 cucharadita de orégano seco

4 onzas de camarones

⅓ de taza de farro seco para preparar

1 taza de caldo de verduras

½ taza de calabacín picado

½ taza de pimiento verde picado

1 cucharadita de alcaparras

Sal y pimienta al gusto

PREPARACIÓN:

En un cuenco mediano combina el aceite, el zumo de limón, el ajo, el pimentón y el orégano. Añade los camarones, revuelve y reserva tapados. Deja marinar por 10 minutos. En una olla pequeña mezcla el farro y el caldo de verduras. Lleva a punto de ebullición, luego reduce a fuego lento y tápalo. Cocina hasta que el farro esté tierno, aproximadamente de 20 a 30 minutos. Calienta una sartén grande y agrega la mezcla de camarones. Sazona con sal y pimienta y cocina dos minutos por cada lado. Agrega el calabacín y los pimientos. Continúa cocinando hasta que las verduras estén tiernas, aproximadamente de 5 a 7 minutos. En un tazón combina los camarones con el farro, las verduras y las alcaparras.

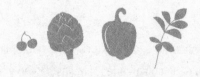

Ensalada de salmón y aguacate

INGREDIENTES:

2 cucharadas de aceite de oliva

4 onzas de salmón salvaje

⅓ de taza de quinua para preparar

½ taza de tomates tipo cereza cortados por la mitad

½ aguacate pequeño cortado en rodajas

1 cucharadita de cebolla morada

1 cucharada de jugo de limón

1 cucharadita de vinagre

½ taza de espinacas tiernas

4 aceitunas negras

Sal y pimienta al gusto

PREPARACIÓN:

Precalienta el aceite en una sartén grande a fuego medio-alto. Agrega el salmón. Condimenta con sal y pimienta. Déjalo dorar de cuatro a cinco minutos, luego, delicadamente, voltea el salmón para que se cocine por otros tres minutos. Cocina la quinua de acuerdo con las instrucciones del paquete. Mezcla los tomates, el aguacate y la cebolla morada con el jugo de limón y el vinagre. Coloca las espinacas tiernas en una ensaladera grande y cubre con la mezcla de tomate, cebolla, aguacate y aceitunas. Coloca el salmón encima de la mezcla y sirve acompañado de la quinua.

Pollo salteado con piña y anacardos

INGREDIENTES:

4 onzas de pechuga de pollo

2 cucharadas de aceite de oliva

1 diente de ajo picado

¾ de cucharadita de jengibre fresco picado

½ taza de brócoli picado

½ taza de zanahorias picadas

2 cucharadas de anacardos (cashews)

1 cucharada de piña picada

1 cucharadita de vinagre de arroz

1 cucharadita de miel

½ taza de arroz integral

PREPARACIÓN:

Corta el pollo en trozos pequeños. Calienta el aceite en una sartén mediana. Añade el pollo, el ajo y el jengibre y fríe durante 5 minutos, hasta que el pollo comience a dorarse. Revuelve y continúa cocinando hasta que esté bien cocido, aproximadamente tres minutos más. Añade las verduras, los anacardos, la piña, el vinagre de arroz y la miel. Cocina el arroz según las instrucciones y sírvelo con el pollo y las verduras encima.

MERIENDAS

Tostada de centeno con mantequilla de maní, miel y melón

INGREDIENTES:

2 rebanadas de pan de centeno tostado

1 cucharada de mantequilla de maní

1 cucharadita de miel

Una pizca de polen de abeja

1 taza de melón cortado en lascas

PREPARACIÓN:

Unta la mantequilla de maní sobre el pan. Coloca sobre el pan las rodajas de melón. Espolvorea el polen de abeja y agrégale la miel.

Salteado de verduras con quinua y hierbas

INGREDIENTES:

⅓ de taza de quinua para preparar

1 cucharada de aceite de oliva

1 cucharadita de romero

1 cucharadita de albahaca fresca

½ taza de maíz fresco

½ taza de tomates cereza (*cherry*)

1 cucharadita de tomillo

Sal y pimienta al gusto

PREPARACIÓN:

Cocina la quinua según las instrucciones del paquete. Precalienta el aceite en una sartén mediana a fuego medio. Añade el romero, la albahaca fresca y el maíz. Cocina por 10 minutos o hasta que el maíz esté tierno. Coloca varias capas de maíz sobre la quinua y agrega los tomates. Sazona con sal, pimienta y tomillo.

Verduras con hummus

INGREDIENTES:

1 taza de hummus

2 cucharadas de semillas de calabaza

½ taza de ramas de apio

½ taza de palitos de zanahoria

PREPARACIÓN:

Pon las semillas de calabaza sobre el hummus y revuelve. Unta las ramitas de apio y las zanahorias en el hummus.

CENAS

Pasta integral con bacalao

INGREDIENTES:

1 taza de pasta farfalle integral (corbatines)

1 cucharada de aceite de oliva

4 cucharadas de pesto de albahaca

½ taza de edamame

½ taza de pimiento amarillo

4 onzas de bacalao

4 aceitunas sin semilla

1 cucharada de tomates secos

Sal y pimienta al gusto

●

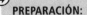

PREPARACIÓN:

Pon la pasta a hervir según las instrucciones del paquete. Escúrrela y ponla de vuelta en la olla. Aparte, sofríe en el aceite, el pesto, el edamame y los pimientos y baja el fuego. Cocina a fuego lento revolviendo constantemente hasta que las verduras estén tiernas, aproximadamente de cinco a siete minutos. Añade el bacalao con la piel hacia abajo hasta que se dore, por unos tres minutos. Condimenta con sal y pimienta. Voltea y cocina hasta que esté opaco, aproximadamente un par de minutos más. Sirve junto a la pasta con verduras y decora con aceitunas y tomates secos.

Mahi-mahi con puré de coliflor

INGREDIENTES:

1 patata dulce o camote mediano

½ taza de coliflor picada

1 taza de leche sin grasa

1 cucharada de mantequilla de
aguacate

2 cucharadas de aceite de oliva

¼ de taza de cebolla picada

½ taza de champiñones picados

4 onzas de filete de pescado
dorado (Mahi-mahi)

Sal y pimienta al gusto

PREPARACIÓN:

Precalienta el horno a 350 °F. para hornear la patata. En una olla pequeña hierve agua con sal. Añade la coliflor al agua y cocina hasta que esté tierna, escurre. Añade la leche, la mantequilla de aguacate y muele la coliflor. Condimenta con sal y pimienta. Calienta el aceite en una sartén mediana para saltear las cebollas y los champiñones. Añade el filete de dorado y cocina por un lado hasta que se dore, aproximadamente cuatro minutos. Voltea el filete y continúa dorando hasta que esté cocido, alrededor de dos a cuatro minutos adicionales. Sirve encima del puré de coliflor acompañado de la patata.

Pollo en salsa mediterránea de yogur griego con bulgur

INGREDIENTES:

4 onzas de pechuga de pollo

3 cucharadas de aceite de oliva

Zumo de ½ limón

⅓ de taza de bulgur

1 taza de brócoli

¾ de taza de yogur griego

1 cucharada de vinagre de vino tinto

1 cucharadita de menta picada

1 diente de ajo picado

Sal y pimienta al gusto

PREPARACIÓN:

Precalienta el horno a 400 °F. Combina el aceite, el jugo de limón, la sal y la pimienta para adobar el pollo. Colócalo en una fuente para hornear, cúbrelo con papel de aluminio y hornea hasta que el pollo esté cocido, aproximadamente 20 minutos. Cocina el bulgur de acuerdo con las instrucciones del paquete. Condimenta con sal y pimienta. Cocina el brócoli al vapor. En un bol pequeño, combina el yogur, el vinagre, la menta, el ajo, la sal y la pimienta. Sirve el pollo acompañado del bulgur y el brócoli y rocía la salsa de yogur.

AYUNO INTERMITENTE

DESAYUNOS

Burrito de salchicha de pavo

INGREDIENTES:

1 cucharada de aceite de oliva

8 onzas de salchicha de pavo

1 taza de espinacas

1 tortilla de trigo integral

2 cucharadas de semillas de girasol

Sal y pimienta al gusto

PREPARACIÓN:

Calienta el aceite en una sartén mediana. Corta la salchicha en trozos pequeños y cocínala en el aceite. Sazona con sal y pimienta. Añade las espinacas y cocina hasta que marchiten. Sirve sobre la tortilla y decora con semillas de girasol. Dobla la tortilla tipo burrito o *wrap*.

Requesón con galletas integrales

INGREDIENTES:

1 taza de pepino picado	2 cucharadas de vinagre de arroz
2 cucharadas de aceite de oliva	8 onzas de queso cottage
1 diente de ajo picado finamente	6 galletas integrales
1 cucharadita de orégano	Sal y pimienta al gusto

PREPARACIÓN:

Mezcla el pepino con el aceite de oliva, el ajo, el orégano, el vinagre de arroz, la sal y la pimienta. Incorpora el queso cottage o requesón y disfruta con las galletas.

Tostada de salmón ahumado con aguacate

INGREDIENTES:

2 rebanadas de pan Ezekiel	6 onzas de salmón ahumado
1 cucharada de mayonesa de aguacate	½ aguacate mediano
1 taza de espinacas tiernas	cortada en lascas

PREPARACIÓN:

Pon a tostar el pan durante tres minutos. Unta la mayonesa de aguacate sobre las tostadas y luego cubre con las espinacas, el salmón y las rodajas de aguacate.

ALMUERZOS

Pasta al pesto con vieiras

INGREDIENTES:

1 taza de pasta integral

2 cucharadas de pesto preparado

1 cucharada de aceite de oliva

1 diente de ajo picado finamente

1 cucharadita de pimentón (paprika)

8 onzas de vieiras (*scallops*)

1 taza de judías verdes

1 cucharadita de cilantro fresco picado

PREPARACIÓN:

Cocina la pasta en una cacerola grande según las instrucciones del paquete; enjuágala con agua fría y escúrrela. Añade la salsa pesto a la pasta, reservando un poco de la salsa. Calienta el aceite en una sartén a fuego medio. Añade el ajo, el pimentón, las vieiras y las judías verdes. Cocina las vieiras durante tres minutos por cada lado. Sírvelas junto a las judías verdes sobre la pasta y decora con cilantro.

Tazón de pollo y cebada

INGREDIENTES:

2 cucharadas de aceite de oliva

8 onzas de pechugas de pollo

1 taza de vegetales mixtos

1 cucharadita de jengibre picado

2 cucharadas de cilantro picado (reservar 1 cucharada para decorar)

1 diente de ajo picado finamente

1 cucharadita de zumo de limón

⅓ de taza de cebada seca para preparar

Sal y pimienta al gusto

PREPARACIÓN:

Corta la pechuga de pollo en tiras. Calienta el aceite en una sartén a fuego medio-alto. Agrega el pollo a la sartén y cocina revolviendo hasta que esté completamente cocido. Añade los vegetales mixtos, el jengibre, el cilantro, el ajo, el jugo de limón, la sal y la pimienta. Cocina la cebada según las instrucciones del paquete. Sirve el pollo y las verduras sobre la cebada y decora con el cilantro restante.

Pollo al jengibre con brócoli y camote

INGREDIENTES:

2 cucharadas de aceite de oliva	1 cucharadita de orégano
1 taza de patatas dulces (camote) cortadas en cubos	1 cucharadita de comino
	1 cucharadita de cúrcuma
1 taza de brócoli picado	8 onzas de pechuga de pollo
1 cucharada de cebollino picado	Sal y pimienta al gusto
1 diente de ajo picado	1 cucharadita de cilantro
½ cucharadita de jengibre	

PREPARACIÓN:

Calienta el aceite en una sartén mediana. Añade las patatas dulces, espolvorea con sal y pimienta y sofríe a fuego medio por siete minutos. Retíralas del fuego y déjalas a un lado. Calienta de nuevo la sartén y agrega el brócoli, la cebolla, el ajo, el jengibre, el cilantro, el orégano, el comino y la cúrcuma. Revuelve durante unos minutos hasta que el brócoli se torne de color verde brillante. Añade el pollo y dóralo por un lado durante 5 a 7 minutos. Voltea y cocina otros 7 minutos adicionales o hasta que esté completamente cocido.

MERIENDAS

Cuenco de queso suizo, arándanos azules y nueces

INGREDIENTES:

1 onza de queso suizo

½ taza de arándanos azules

4 cucharadas de nueces

PREPARACIÓN:

Mézclalos en un tazón y disfrútalos.

Rollos de pavo con frambuesas y almendras

INGREDIENTES:

1 onza de pavo cortado en lascas

½ taza de frambuesas

4 cucharadas de almendras

PREPARACIÓN:

Enrolla las rodajas de pavo y cómelas acompañadas de las frambuesas y almendras.

Tomates frescos con mozarela y piñones

INGREDIENTES:

1 onza de queso mozarela fresco

½ taza de tomate cortado en rodajas

1 cucharada de aceite de oliva

1 cucharada de piñones

1 cucharadita de albahaca fresca picada

Sal y pimienta al gusto

Corta el queso en rodajas y colócalas en un plato. Agrega las rodajas de tomate al plato. Espolvorea la albahaca picada, los piñones y el aceite. Salpica con sal y pimienta.

CENAS

Solomillo de cerdo con coliflor y arroz salvaje

INGREDIENTES:

8 onzas de lomo de cerdo

1 cucharada de mantequilla de aguacate derretida

2 cucharadas de zumo de limón

1 cucharada de romero fresco picado

1 cucharadita de cúrcuma

2 dientes de ajo picados

1 cucharada de aceite de aguacate

1 taza de coliflor

⅓ de taza de arroz salvaje para preparar

Sal y pimienta al gusto

PREPARACIÓN:

Precalienta el horno a 375 °F. Sazona las chuletas de cerdo generosamente con sal y pimienta. En un tazón pequeño, mezcla la mantequilla de aguacate, el limón, el romero, la cúrcuma, el ajo y separa. Calienta el aceite en una sartén a fuego medio-alto y añade las chuletas de cerdo. Dora por un lado, aproximadamente cinco minutos, luego voltea y cocina por cinco minutos más. Corta la coliflor en trozos pequeños y añádela a la sartén. Unta las chuletas de cerdo y la coliflor con la mezcla de mantequilla de aguacate. Coloca la sartén en el horno y cocina durante 10 a 12 minutos o hasta que la carne de cerdo esté bien cocida. Cocina el arroz salvaje según las instrucciones del paquete y sírvelo con la carne de cerdo y la coliflor.

Salmón con espinacas y quinua

INGREDIENTES:

⅓ de taza de quinua para preparar

1 cucharada de aceite de sésamo

1 diente de ajo picado

1 cucharada de cebollino

8 onzas de salmón

1 cucharada de zumo de limón

1 cucharadita de aminoácidos líquidos (salsa de soja sin gluten)

1 taza de espinacas

1 cucharadita de semillas de amapola

2 cucharadas de nueces picadas

Sal y pimienta al gusto

PREPARACIÓN:

Cocina la quinua de acuerdo con las instrucciones del paquete y sazona con sal y pimienta. En una sartén mediana calienta el aceite, añade el ajo, la cebolla y saltea durante cinco minutos. Añade el salmón, el zumo de limón y los aminoácidos líquidos. Cocina el salmón por un lado hasta que esté dorado, aproximadamente cuatro minutos. Voltea y cocina por otros tres minutos. Agrega la espinaca. Sirve el salmón y las espinacas sobre la quinua y espolvorea con semillas de amapola. Decora con nueces.

CAPÍTULO 4

FASE 3: MANTENIMIENTO

Con las dietas tradicionales es frecuente que, tras una pérdida de peso inicial, ese peso se recupere al terminar la dieta y, en ocasiones, incluso se gane más. Esto se puede deber a que el método elegido no sea sostenible. Por esa razón, en Entalla te ofrecemos una fase de mantenimiento que te permite seguir motivado y mantener tu pérdida de peso. Cuando hayas logrado tu meta de peso ideal a través de Entalla, será el momento de pasar al programa de Entalla Mantenimiento. Esta fase te ofrece un programa holístico para todo tu cuerpo y está pensada para brindarte equilibrio de alimentos, nutrientes y apoyo, También es menos restrictiva que los planes de alimentación anteriores.

Durante esta fase tu alimentación estará compuesta de un 40 % de carbohidratos (frutas, verduras y cereales integrales), un 30 % de proteínas (magras) y un 30 % de grasas saludables. La estructura de las comidas es fácil de seguir y consiste en un batido de proteínas al día, dos comidas y dos meriendas. Esta combinación de alimentos te ofrece las vitaminas, minerales, antioxidantes y químicos vegetales que tu cuerpo necesita.

Para ayudarte aún más, he creado los 9 principios de mantenimiento saludable de Entalla para que puedas mantener los logros que has alcanzado. Si los sigues y los cumples cada semana, desarrollarás hábitos que son clave para el mantenimiento del peso. También tendrás acceso a una comunidad de apoyo. Estamos comprometidos a ayudarte a lograr el éxito a largo plazo.

9 principios de la fase de Mantenimiento

1. **Control de peso**: pésate al menos una vez a la semana y lleva un registro.
2. **Actividad física**: haz ejercicio diariamente: 30 minutos de cardio y entre 10-15 mil pasos. Intenta quemar un total de 1,750 calorías cada semana = 250 calorías diarias.
3. **Control de las porciones**: sigue el método la fase de Mantenimiento 1-2-2 en la planificación de las comidas.
4. **Come limpio**: consume alimentos frescos e integrales, así como grasas saludables con la ayuda de la lista de alimentos que te doy.
5. **Alerta de estrés**: usa herramientas de alivio del estrés para ayudar a lidiar con los desencadenantes emocionales de la alimentación. Practica la meditación y la alimentación consciente.
6. **Soporte de la comunidad**: mantente conectado con la activa comunidad de Entalla y el dedicado equipo de soporte.
7. **Suplemento inteligente**: continúa con un suplemento multivitamínico, probióticos, calcio y fibra, además de cualquier otro que te sea útil. Continúa usando los productos como herramienta para apoyo cuando los necesites.

8. **Descansa y relájate**: duerme de 7 a 8 horas al día y medita de 5 a 10 minutos diariamente. Practica ejercicios de respiración.

9. **Hidrátate**: bebe suficiente agua. Lo ideal es beber tu peso dividido a la mitad y el resultado representado en onzas de agua, cada día.

Tu plan diario

Así es como se verá tu agenda de comidas diaria. Puedes organizar tus batidos, comidas y meriendas a lo largo del día de la manera que mejor se adapte a ti y a tu horario.

1 batido   **2 comidas principales**   **2 meriendas**

Construyendo tus comidas

¿Qué poner en un batido? ¿Qué poner en una comida principal? ¿Qué poner en una merienda? Haz 1 batido al día. Disfruta de 2 comidas al día. Haz 2 meriendas al día.

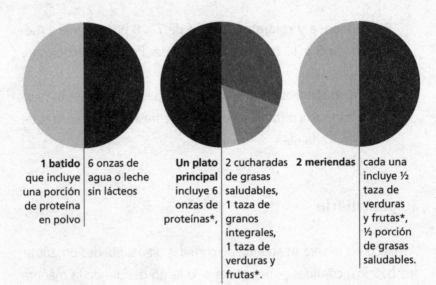

| **1 batido** que incluye una porción de proteína en polvo | 6 onzas de agua o leche sin lácteos | **Un plato principal** incluye 6 onzas de proteínas*, | 2 cucharadas de grasas saludables, 1 taza de granos integrales, 1 taza de verduras y frutas*. | **2 meriendas** | cada una incluye ½ taza de verduras y frutas*, ½ porción de grasas saludables. |

*No consumas alimentos enlatados

Lista de alimentos permitidos

PROTEÍNAS

Pollo	Salmón ahumado	Vieira
Tocino de espalda	Sardina	Camarón
Atún enlatado en agua	Arenque	Queso cottage
Pavo	Caballa	Yogur griego
Carne blanca magra de cerdo	Langostino	*Proteína de origen vegetal:*
Solomillo de res	Cangrejo	Todos los frijoles
Cordero	Almeja	
Pato	Langosta	
Pescados y mariscos:	Mejillón	
Salmón	Ostra	
	Atún	

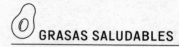 **GRASAS SALUDABLES**

Aceite de aguacate	Mayonesa de aguacate	Nuez pecana
Aceite de oliva extra virgen	Aguacate	Piñón
Aceite de sésamo sin refinar prensado en frío	Almendra	Pistacho
	Nuez de Brasil	Semilla de amapola
Aceite de nuez	Anacardo	Semilla de calabaza
Aceite de coco	Castaña	Semilla de sésamo
Aceite de linaza	Semilla de chía	Semillas de girasol
Aceite de semilla de uva	Avellana	Nuez
Crema no láctea	Nuez de macadamia	Semilla de linaza

Porciones

1 cucharada de aceite = 1 porción

1 cucharada de mantequilla de nueces = 1 porción

½ aguacate = 1 porción

2 cucharadas de nueces = 1 porción

2 cucharadas de semillas = 1 porción

¼ taza de queso no lácteo = 1 porción

4 cucharadas de aderezo vegano para ensaladas = 1 porción

2 onzas de queso mozarela = 1 porción

1 onza o rebanada de queso = 1 porción

1 cucharada de mayonesa de aguacate = 1 porción

2 cucharadas de pesto de albahaca = 1 porción

Bebidas alcohólicas

5 onzas de vino = 1 porción de grasa

12 onzas de cerveza = 1 porción de grasa

1.5 onzas de alcohol destilado = 1 porción de grasa

6 onzas de bebidas mezcladas = 3 porciones de grasa

6 onzas de piña colada = 4 porciones de grasa

Amaranto	Arroz integral	Harina de coco
Alforfón	Arroz salvaje	Palomitas de maíz
Remolacha	Papa roja	naturales
Cuscús	Papa	Pasta integral
Quinua	Nabo	Espaguetis de trigo
Granos germinados	Batata	integral
Avena integral	Farro	Cabello de ángel de
Avena partida	Bulgur	espinaca
Espelta	Mijo	Ñame
Teff	Cebada entera	

Porciones

1 pan pita grande = 1 porción

2 rebanadas de pan de centeno = 1 porción

2 rebanadas de pan de trigo = 1 porción

2 rebanadas de pan integral de centeno = 1 porción

2 rebanadas de pan de salvado de avena = 1 porción

2 tortillas de trigo integral = 1 porción

1 panecillo inglés de trigo integral = 1 porción

1 bagel de trigo entero = 1 porción

2 waffles (gofres) de trigo integral = 1 porción

2 panes Ezekiel = 1 porción

1 rebanada de pizza de queso con masa de trigo integral = 1 porción

2 tortillas de maíz = 1 porción

12 galletas pequeñas de trigo integral = 1 porción

1 taza de pretzels = 1 porción

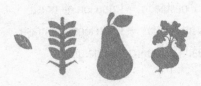

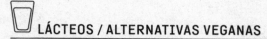

LÁCTEOS / ALTERNATIVAS VEGANAS

Leche de almendras	Leche de arroz
Leche de anacardo	Leche de soja
Leche de coco baja en grasa	Leche baja en grasa
Leche de avena	

FRUTAS Y VERDURAS

Manzana	Ciruela	Remolacha
Albaricoque	Kiwi	Escarola belga
Acerola (cereza)	Mandarina	Melón amargo
Banana	Naranja china	Bok choy
Mora	(kumquat)	Brócoli
Grosella negra	Limón	Brócoli rabe
Arándano	Frutos secos	Coles de Bruselas
Melón cantalupo	(1 cda = 1 porción)	Repollo
Carambola	Pasa	Tomate
Chirimoya	Higo	Zanahoria
Cereza	Dátiles	Yuca
Clementina	Ciruelas secas	Coliflor
Arándano	Mango seco	Apio
Saúco	Piña seca	Achicoria
Higo	Banana seca	Chayote
Toronja	Hoja de amaranto	Hojas de berza
Uva	Arrurruz	Maíz
Guayaba	Alcachofa	Calabaza de cuello
Melón de miel	Rúcula	torcido
Fresa	Brotes de alfalfa	Pepino
Melocotón	Espárrago	Daikon
Yaca	Brote de bambú	

FRUTAS Y VERDURAS

Diente de león verde

Edamame

Berenjena

Hinojo

Raíz de jengibre

Habichuela

Rábano picante

Jícama

Col rizada

Puerro

Ensalada mixta

Lechugas de todo
   tipo

Setas

Hoja de mostaza

Ocra

Chirivía

Arveja verdes

Pimentón rojo / verde /
   amarillo / anaranjado

Calabaza

Radicchio

Rábano

Chalote

Rutabaga

Guisante blanco

Calabaza espagueti

Espinaca

Arveja dulce

Acelga

Tomatillo

Tomates diferentes
   variedades

Nabo

Berro

Raíz de ñame

Calabacín

CONDIMENTOS

Todas las especias:

Albahaca

Hojas de laurel

Pimienta cayena

Chile en polvo

Canela

Clavo

Comino

Curri en polvo

Eneldo

Ajo

Pimienta negra

Jengibre

Nuez moscada

Cebolla en polvo

Orégano

Pimentón

Pimienta

Hojuelas de pimiento rojo

Romero

Azafrán

Salvia

Estragón

Tomates secos

Tomillo

Extracto de vainilla

Extracto de coco

Limón

Jugo de limón

Menta

Cilantro

Ajo en polvo

Jalapeño

Sal

Vinagre de arroz

Vinagre de pera

Crema no láctea

Condimento de hierbas
   italianas

CONDIMENTOS

Aceituna	Puré de tomates	Miel
Caldo de verduras	Aminoácidos líquidos	Polen
Cebolla roja / amarilla / blanca		

SUPLEMENTOS DE PROTEÍNA

2 raciones de proteína de suero de leche de vainilla = 1 porción

2 raciones de proteína de suero de leche de chocolate = 1 porción

1 ración de proteína en polvo de origen vegetal = 1 porción

1 ración de proteína en polvo de origen vegetal = 110 calorías

2 raciones de proteína de suero de leche = 135 calorías

LO QUE SÍ PUEDES CONSUMIR

Seguir los 9 principios de la fase de Mantenimiento.

Suplemento de proteína vegetal o de suero, café, té, infusión de hierbas y matcha.

Mantente hidratado bebiendo tu peso dividido a la mitad en onzas de agua todos los días.

Además:

Duerme	Camina	Medita
Al menos 8 horas diarias	10 mil a 15 mil pasos al día	5-10 minutos diarios

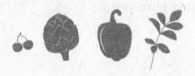

No hay restricciones con la fase de Mantenimiento.

Todos los alimentos se consumen con moderación y las porciones respectivas en función de su valor nutritivo.

Consulta la lista de alimentos permitidos para darte un gusto en pequeñas porciones para aliviar los antojos.

Tu plan de alimentación durante la fase 3

Ahora que sabes con qué ingredientes preparar tus batidos, comidas y meriendas, aquí tienes una descripción general del consumo total de alimentos durante un día.

TIPO DE ALIMENTOS	CANTIDAD TOTAL DIARIA
Suplemento de proteína	1 ración al día (2 medidas x porción)
Proteínas*	12 onzas
Verduras y frutas	3 tazas
Granos integrales	2 tazas
Grasas saludables	5 porciones
Leche sin lácteos	16 onzas
Agua	1 galón (128 onzas)

*No consumas alimentos enlatados

Tus nutrientes en números

- Alrededor de 1,500 calorías diarias.
- 40 % de la dieta está compuesta por carbohidratos, alrededor de 150 g (600 calorías).
- 30 % de la dieta está compuesta por proteínas, alrededor de 112 g (450 calorías).
- 30 % de la dieta está compuesta por grasas saludables, alrededor de 50 g (450 calorías).

Los porcentajes pueden variar.

Al igual que con el inicio de cualquier nuevo plan de dieta, consulta con tu médico antes de comenzar.

RECETAS PARA LA FASE 3

Ahora te presentamos unas sabrosas recetas para facilitar tu tiempo en la cocina y acompañarte en la etapa de mantenimiento.

DESAYUNOS

Revoltillo con maíz y edamame

INGREDIENTES:

1 cucharada de aceite de oliva	1 cucharadita de condimento italiano
½ taza de edamame	
½ taza de maíz	4 onzas de tocino canadiense cortado en cubitos
1 cucharada de cebollas verdes picadas	
2 huevos	2 onzas de mozarela rallado
Sal y pimienta al gusto	2 rebanadas de pan de centeno

PREPARACIÓN:

En una sartén grande calienta el aceite a fuego medio-alto. Añade el edamame, el maíz y las cebollas; cocina revolviendo durante ocho minutos aproximadamente. En un tazón mediano bate los huevos, el condimento italiano, la sal y la pimienta. Vierte la mezcla de huevo en la sartén con las verduras. Añade el tocino canadiense y espolvorea con queso por encima. Cocina a fuego medio durante siete minutos o hasta que los huevos estén listos. Sirve sobre las tostadas de centeno.

Parfait de arándanos y quinua

INGREDIENTES:

⅓ de taza de quinua seca	1 taza de arándanos
1 taza de leche de almendras	4 onzas de yogur griego sin
2 huevos	azúcar
1 cucharadita de miel	1 cucharadita de polen de abeja
1 cucharadita de extracto de	2 cucharadas de nueces
vainilla	2 cucharadas de pistachos

PREPARACIÓN:

Cocina la quinua de acuerdo con las instrucciones del paquete. En una cacerola mediana bate la leche, los huevos, la miel y el extracto de vainilla, hasta que queden bien mezclados. Combina la quinua caliente con la mezcla de huevo. Después, cocina a fuego medio por unos tres minutos. Retira y deja enfriar durante 30 minutos. En un tazón, coloca capas de quinua, alternando con los arándanos y el yogur. Cubre salpicando con polen de abeja, las nueces y los pistachos.

Tostada de salmón ahumado con aguacate

INGREDIENTES:

2 rebanadas de pan Ezekiel

1 cucharada de mayonesa de aguacate

1 taza de espinacas tiernas

6 onzas de salmón ahumado

½ aguacate mediano cortada en rodajas

PREPARACIÓN:

Pon a tostar el pan durante tres minutos. Unta la mayonesa de aguacate sobre las tostadas y luego cubre con las espinacas, el salmón y las rodajas de aguacate.

ALMUERZOS

Sopa de pollo con coco

INGREDIENTES:

1 taza de caldo de verduras

6 onzas de pechuga de pollo en cubos

1 cucharada de aceite de oliva

1 cucharada de cebolla amarilla picada

Sal y pimienta al gusto

¼ de cucharadita de clavo molido

1 cucharada de cebolla verde picada

1 cucharada de curri en polvo

1 taza de leche de coco sin azúcar

1 cucharadita de extracto de coco

1 cucharada de menta fresca picada

1 cucharadita de jengibre fresco finamente picado

2 cucharadas de semillas de chía

1 taza de calabacín cortado en cubitos

1 taza de fideos de cabello de ángel de espinacas

En una olla grande hierve el caldo a fuego alto. Después, añade el pollo, el aceite, la cebolla amarilla, la sal, la pimienta y los clavos. Vuelve a hervir y reduce el fuego. Deja cocinar por 30 minutos o hasta que el pollo esté tierno. Añade la cebolla verde, el curri, la leche de coco, el extracto de coco, la menta, el jengibre, las semillas de chía y el calabacín. Añade los fideos y hierve por dos minutos o hasta que esté *al dente*.

Barco de aguacate con atún

INGREDIENTES:

⅓ de taza de quinua para preparar

½ taza de rúcula

6 onzas de atún en agua desmenuzado y escurrido

1 cucharada de chile jalapeño picado

1 cucharada de cebolla verde picada

2 cucharadas de cilantro picado (deja 1 cucharada de lado para decorar)

1 cucharada de zumo de limón

Sal y pimienta al gusto

1 cucharadita de comino molido

½ aguacate mediano entero

½ taza de tomates cereza (*cherry*) cortados por la mitad

PREPARACIÓN:

Cocina la quinua de acuerdo con las instrucciones del paquete. Coloca la rúcula en un tazón y añade la quinua. En un recipiente aparte, combina el atún, el jalapeño, la cebolla, el cilantro, el zumo de limón, la sal, la pimienta y el comino; mezcla todos los ingredientes. Coloca el aguacate con el lado plano como una canoa hacia arriba, acostado sobre la rúcula y la quinua. Rellena el aguacate con la mezcla de atún. Cubre con los tomates y decora con el cilantro.

Ensalada con salmón

INGREDIENTES:

2 tazas de agua

1 cucharada de cebolla picada

2 cucharadas de vinagre de vino tinto

Sal y pimienta al gusto

1 taza de papa roja cortada en rodajas gruesas (1 papa mediana)

6 onzas de salmón

1 taza de ensalada mixta de hojas verdes

1 cucharada de aceitunas negras

2 cucharadas de aceite de oliva

1 cucharada de perejil picado

PREPARACIÓN:

En una olla grande mezcla el agua, la cebolla, el vinagre, la sal y la pimienta a fuego medio-alto, hasta que hierva. Luego añade la papa, tapa y cocina a fuego lento durante 10 minutos. Añade el salmón y cocina a fuego lento durante cuatro minutos o hasta que el pescado se desmenuce fácilmente. Escurre el agua. Coloca en un plato las verduras para la ensalada, añade el pescado y las papas y decora con las aceitunas. Rocía el aceite de oliva y sazona con sal, pimienta y perejil.

MERIENDAS

Arándanos con almendras

INGREDIENTES:

½ taza de arándanos

1 cucharada de almendras en rodajas

PREPARACIÓN:

Mezcla los ingredientes y disfruta.

Chips dulces de col rizada

INGREDIENTES:

½ taza de col rizada

½ cucharada de aceite de oliva

1 cucharadita de ajo en polvo

Sal y pimienta al gusto

1 cucharadita de miel

PREPARACIÓN:

Precalienta el horno a 350 °F. Lava la col rizada y corta las hojas en trozos de dos pulgadas de ancho. En un tazón mediano, combina la col rizada, el aceite, el ajo, la sal y la pimienta. Extiende la mezcla sobre una bandeja para hornear preparada. Unta la col rizada con miel. Hornea por 10 minutos o hasta que la col rizada esté crujiente.

Ensalada de calabacín y tomate seco

INGREDIENTES:

½ taza de calabacín (*zucchini*)

½ cucharada de aceite de oliva

1 cucharadita de tomates secos

1 cucharadita de zumo de limón

1 cucharadita de vinagre de pera

Sal y pimienta al gusto

PREPARACIÓN:

Con un pelador de verduras, corta el calabacín a lo largo en tiras largas. En un tazón mezcla el calabacín, el aceite de oliva, los tomates secos, el jugo de limón, el vinagre, la sal y la pimienta. ¡Buen provecho!

CENAS

Sopa de fideos con cerdo

INGREDIENTES:

1 taza de espaguetis de trigo integral partidos por la mitad

5 cucharadas de aminoácidos líquidos (reemplazo de la salsa de soja)

1 cucharada de vinagre de arroz

1 cucharadita de hojuelas de chile rojo

2 cucharadas de aceite de oliva

6 onzas de lomo de cerdo magro cortado en trozos pequeños

1 taza de col china (bok choy)

3 gajos de mandarina

1 cucharada de cebollas verdes

Sal y pimienta al gusto

PREPARACIÓN:

Cocina los espaguetis de acuerdo con las instrucciones del paquete. Escurre y mantén caliente en un tazón grande. En un bol pequeño, mezcla los aminoácidos líquidos, el vinagre y las hojuelas de pimiento rojo. En una sartén grande antiadherente calienta el aceite a fuego medio-alto, añade la carne de cerdo y saltea durante cinco minutos. Añade la col china, los gajos de mandarina y la mezcla de aminoácidos y cocina por tres minutos. Añade la mezcla a la pasta y decora con las cebollas verdes. Si es necesario, sazona con sal y pimienta.

Risotto de farro con solomillo

INGREDIENTES:

2 cucharadas de aceite de oliva

6 onzas de bistec de solomillo cortado en trozos pequeños

1 cucharada de cebolla picada

½ taza de champiñones picados

1 diente de ajo picado

Sal y pimienta al gusto

⅓ de taza de farro

1 cucharada de tomillo fresco

1 taza de caldo de verduras

½ taza de espinacas

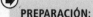

PREPARACIÓN:

Calienta el aceite en una sartén grande, a fuego medio. Añade el bistec, la cebolla, los champiñones, el ajo, la sal y la pimienta. Añade el farro seco, el tomillo y cocina por cinco minutos. Añade el caldo de verduras y cocina por 40 minutos, hasta que el bistec y el farro estén tiernos. Luego, añade las espinacas durante los últimos cinco minutos y estará listo para servir.

Quiche de verduras con jamón

INGREDIENTES:

2 cucharadas de aceite de oliva

1 taza de vegetales mixtos congelados

1 cucharada de cebolla verde picada

1 diente de ajo picado

4 onzas de jamón magro cortado en cubos

1 taza de leche de coco sin azúcar

⅓ de taza de yogur griego natural

1 cucharadita de nuez moscada

1 taza de harina de coco

2 huevos

1 cucharadita de tomillo fresco

PREPARACIÓN:

Precalienta el horno a 350 °F. En una sartén grande calienta el aceite a fuego medio. Añade las verduras mixtas, la cebolla verde y el ajo. Cocina y revuelve durante cinco minutos antes de añadir el jamón. En un tazón mediano combina la leche, el yogur y la nuez moscada; añade gradualmente la harina. Luego añade los huevos y el tomillo. Vierte sobre las verduras mixtas. Transfiere la mezcla a una fuente para hornear y hornea durante 20 minutos.

SEGUNDA PARTE

7 aliados para lograr tu meta y sus santos remedios

CAPÍTULO 5

MANEJO DEL ESTRÉS

Aunque ya conoces las tres fases del programa, aún no hemos terminado nuestro proceso Entalla. Debes tener en cuenta que existen otros factores como el manejo del estrés, la energía, la hidratación, el consumo de prebióticos y probióticos, así como de fibra, y la importancia del sueño y el funcionamiento del cerebro que te acompañarán y ayudarán en tu estilo de vida.

Seguro que no es necesario que te explique qué es el estrés. Es una sensación que desafortunadamente todos conocemos y que, además de afectar a nuestras emociones y a nuestra salud mental, también tiene consecuencias en nuestro cuerpo ya que nos hace más propensos a contraer ciertas enfermedades, algunas de ellas crónicas, como los problemas del corazón o la hipertensión arterial. Además de todo lo anterior, el estrés también tiene otro efecto no deseado y es, su influencia en la obesidad.

Pero, a pesar de todos los problemas que nos genera el estrés, se trata de un arma de supervivencia. Existe para ayudarnos a superar situaciones de emergencia, que exigen un mayor esfuerzo o una alerta máxima. Gracias al estrés, nuestros antepasados, hace cientos de miles de años, pudieron sobrevivir a situaciones difíciles. En la sociedad de hoy día, el estrés ha dejado de ser nuestro aliado, para convertirse en un estado que debemos aprender a controlar por nuestro propio bien y el de nuestra familia, porque hay estudios recientes que muestran que la generación más joven también lo sufre. Los *millennials,* o generación Y, padecen un mayor índice de depresiones y sus niveles de ansiedad son el doble que el que tienen sus padres. Y es que el estrés no discrimina y nos afecta a todos sin importar la raza, la educación ni la situación económica.

Aunque es muy difícil eliminar el estrés de nuestras vidas, hay estrategias para aprender a convivir con él y controlarlo. Te voy a hablar brevemente de ellas y te sugiero que las incorpores a este nuevo estilo de vida que estás creando.

La primera estrategia, es la respiración profunda. Es una de las herramientas más eficaces para reducir la ansiedad. Hay varios ejercicios de respiración que te ayudarán en distintos tipos de situaciones (para calmarte, para dormir, etc.). A continuación, te voy a hablar de dos de ellas: la respiración 4-7-8 y la respiración "paz aquí". Las dos son sencillas de aprender.

El ejercicio de respiración 4-7-8 se llama así por los segundos que dura cada una de las tres partes del ejercicio. Cuando la vayas a practicar, calcula que necesitas tres o cuatro minutos. Busca un lugar con poco ruido en el que nadie te interrumpa. Esta respiración la puedes hacer de pie o sentado. Empieza relajando los hombros y el cuello, deja que los hombros y los brazos caigan por su propio peso, o si estás sentado, reposa los brazos a los lados del cuerpo. Puedes cerrar los ojos o posar tu mirada en algo cercano que no se esté moviendo.

- Respira por la nariz y exhala (expulsando el aire) por la boca, respira profundamente tres veces.

- Inhalando por la nariz, cuenta en silencio hasta 4. Inhalación: "1... 2... 3... 4".
- Aguanta el aire y cuenta en silencio hasta 7. Aguanta el aire: "1... 2... 3... 4... 5... 6... 7".
- Exhala por la boca mientras cuentas en silencio hasta 8. Exhala: "1... 2... 3... 4... 5... 6... 7... 8".

Repite tres veces este ejercicio. Practícalo cuando te sientas estresado. También es un ejercicio que te ayudará antes de ir a dormir.

Para la respiración "paz aquí", relaja tu cuerpo como te expliqué antes.

- Respirando por la nariz y exhalando (expulsando el aire) por la boca, respira profundamente tres veces.
- Respirando a tu ritmo natural, sigue respirando por la nariz y exhala el aire por la boca. Concéntrate en las sensaciones de la respiración en tu cuerpo: siente cómo sube el pecho y el abdomen cuando inhalas y cómo cae el tórax y el abdomen cuando exhalas.
- Comienza a repetir en silencio "paz" cuando inhalas, y "aquí" cuando exhalas: "paz... aquí", "paz... aquí".
- Cuando tu mente se distraiga, simplemente deja ir el pensamiento y devuelve tu atención a tu respiración, y a repetir "paz... aquí".

Este ejercicio te ayudará si lo practicas durante cinco minutos, dos veces al día.

La segunda recomendación es la meditación, que también utiliza ejercicios de respiración, y que cuando se ejercita de manera continuada es eficaz, y además supone una buena motivación para cambiar comportamientos relacionados con la alimentación.

Para practicar la meditación, te recomiendo encontrar un lugar al que puedas escapar durante unos minutos, ya sea al aire libre o un lugar privado. Encuentra un espacio tranquilo y ponte cómodo. Lo ideal para la práctica de la meditación es que la cabeza, el cuello, la columna y la pelvis queden alineados para facilitar la respiración, el flujo de energía, la estabilidad y la concentración. Cuando la columna vertebral está recta, también hay menos distracciones que interfieran en el proceso de meditación. Utiliza una silla para sentarte con los pies bien apoyados en el suelo y la espalda recta, y mantén las manos sobre tus muslos, con las palmas abiertas hacia arriba, para que no tengas los brazos colgados y te desconcentres. Si te animas a sentarte en el suelo con las piernas cruzadas, ayúdate con unos cojines para mantener la postura. Recuerda, siempre la espalda erguida. Y ya que está todo listo, entrégate al simple hecho de aprender una técnica nueva, a disfrutar tu momento de relajación y déjate sorprender. No olvides que la meditación debe ser un ejercicio agradable, así que no te frustres en el primer intento y con la práctica irás encontrando tu momento zen.

Por último, es muy importante que incluyas en tu rutina diaria una serie de ejercicios físicos o 30 minutos de alguna actividad (caminar, hacer deporte, jardinería, etc.) para combatir el estrés. Estudios señalan que la mejor manera de combatir el estrés es haciendo ejercicio moderado y es que los beneficios emocionales y mentales que brinda no son solo inmediatos, sino que sus efectos duran incluso mucho tiempo después de que finaliza una sesión. Y es que el ejercicio no solo libera la mente de las preocupaciones, sino que provoca una serie de cambios fisiológicos en el cuerpo que ayudan a eliminar todo aquello que nos estresa.

Tal y como señalo en mi libro *Mejora tu salud de poquito a poco*, la recomendación para tu rutina diaria es de unos 30 minutos de ejercicio. Por ejemplo, treinta minutos de bicicleta moderada genera el mismo efecto relajante e inmediato que treinta minutos de descanso, pero el efecto tranquilizador generado por el tiempo en la bicicleta se prolonga por más tiempo que el producido por el descanso.

Otras ideas de actividad que puedes practicar para aumentar tu bienestar físico, mental y emocional, incluyen caminar, trotar, correr, nadar, practicar deportes como tenis, baloncesto, levantamiento de pesas o cualquier otro tipo de actividad física puede ayudar a que nos sintamos menos estresados.

El estrés puede ser provocado por muchas razones diferentes, y dado que en muchas ocasiones las causas que lo generan van a continuar presentes, es muy importante que conozcamos cuales son los recursos naturales que tenemos a nuestro alcance para poder controlarlo. De eso nos vamos a ocupar a continuación.

Alimentos recomendados para aliviar el estrés

Matcha	Huevos	Semillas de girasol
Acelga	Mariscos	Brócoli
Batatas (papa dulce o boniato)	Polvo de acerola	Garbanzos
Kimchi	Pescado graso	Té de manzanilla
Alcachofas	Perejil	Arándanos
Vísceras	Ajo	
	Tahini	

*Fuente: https://www.healthline.com/nutrition/stress-relieving-foods

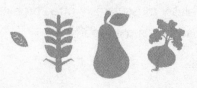

Santos remedios

Ashwagandha (*Withania somnifera: medhya rasayana, poison gooseberry, winter cherry*): su nombre en sánscrito significa aroma de caballo y en español se la conoce de distintas formas (ginseng indio, oroval, hierba mora mayor). Esta hierba es usada desde hace miles de años en la India y es muy conocida por sus múltiples beneficios para la salud. Se trata de una hierba con propiedades adaptógenas, ya que ayuda a responder ante el estrés, la ansiedad, es antidepresiva y mantiene la hómeostasis, que es el equilibrio entre los procesos del organismo. Además de todo lo anterior, la ashwagandha ayuda con el balance de la tiroides y fortalece el sistema inmunitario.

Puedes consumirla para modular la respuesta al estrés, reducir la ansiedad y la depresión, así como para aumentar tu resistencia, energía e inmunidad.

Té de pasiflora (*Passiflora incarnata, pasiflora* o *passion flower*): la pasiflora es una hierba que posee ciertas sustancias químicas que promueven la relajación, inducen el sueño y calman dolores musculares. Se puede encontrar como té de hierbas o en mezclas junto a otras hierbas como manzanilla alemana, lúpulo, kava, escutelaria y valeriana. También viene en forma de suplementos, ya sea sola o mezclada con otras hierbas, en algunas bebidas e incluso en alimentos, utilizada como saborizante natural.

La pasiflora ayuda a la relajación, a combatir el estrés y el insomnio y se usa para tratar problemas de la circulación, dolores de cabeza, estomacales y musculares y otros problemas relacionados con la premenopausia y la menopausia.

Magnesio: este mineral desempeña muchas funciones cruciales en el cuerpo, como, por ejemplo, apoyar la función muscular y nerviosa y la producción de energía. El magnesio es importantísimo para el funcionamiento de tus músculos, porque transporta calcio a los huesos y ayuda a regular el azúcar en la sangre, entre otras cosas. El magnesio es un nutriente esencial y los adultos necesitan entre 320 y 420 mg por día. Teniendo en cuenta que solo el 30 % de los adultos obtiene suficiente magnesio en su dieta, tiene sentido considerar un suplemento de magnesio. Una buena estrategia es incluir en tu dieta alimentos ricos en este mineral. Las legumbres, los cereales, las verduras de hoja verde, el salvado de trigo, la harina de soja, las almendras, los cacahuetes, harina integral, las semillas de calabaza, los piñones, las nueces, etc.

Té relajante de ashwagandha y anís

INGREDIENTES:

1 raíz de ashwagandha cortada en trocitos

1 estrella de anís

1 hoja de romero

1 rodaja de lima

Miel o endulzante (opcional)

PREPARACIÓN:

Hierve el agua en un recipiente junto con la raíz de ashwagandha, el anís y el romero por cinco minutos. Apágalo y déjalo reposar por diez minutos. Cuélalo y sirve con la rodaja de lima y miel, si gustas.

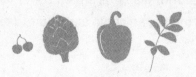

Infusión de maracuyá

INGREDIENTES:

¼ de taza de hojas secas de maracuyá (o una bolsita de té de maracuyá)

1 taza de agua recién hervida

PREPARACIÓN:

Vierte el agua en una taza con las hojas o té de maracuyá. Deja reposar 10 minutos. Cuela las hojas y disfruta de la bebida.

Bombones de semillas y cacao

INGREDIENTES:

1 taza de semillas de girasol

1 cucharada de miel cruda

½ taza de cacao puro

¼ de taza de almendras molidas

PREPARACIÓN:

Tritura las semillas de girasol hasta que estén bien molidas. Agrégales la miel y el cacao. Mezcla bien y forma bolitas. Pasa las bolitas por las almendras molidas y ¡listo! Saborea este delicioso bocadito.

Truquito Entalla

Para relajar y promover una mejor calidad de sueño y, al mismo tiempo, producir mayor energía y concentración, está la maravillosa ashwagandha. La fórmula Entalla para controlar el estrés te ayudará a calmar tu mente, así como aumentar tu resistencia, energía e inmunidad.

CAPÍTULO 6

ENERGÍA

Son muchas las personas que se quejan de que les falta energía para hacer frente a las necesidades de sus vidas diarias. Quizá en algún momento hayas sentido lo mismo. Las razones pueden tener orígenes muy diferentes. Para algunas personas, la causa puede ser el estrés, para otras la razón puede ser el efecto secundario de algún medicamento, o causas tan variadas como la deshidratación, problemas con las tiroides, apnea del sueño o sencillamente no poder dormir las horas que nuestro cuerpo necesita.

No hace falta que hable de la necesidad de tener energía, pero si vas a afrontar un programa para perder peso, es muy importante que prestes atención a los consejos que te voy a dar a continuación. Tal y como hemos hablado antes, el ejercicio es parte importante de tu proceso de dieta y sin energía suficiente, te va a ser muy difícil poder hacerlo.

La fatiga

La fatiga es falta de energía y motivación, la cual suele ser una respuesta natural al esfuerzo físico, al estrés emocional, al aburrimiento o la falta de sueño. Se trata de un síntoma común y por lo general no se debe a una enfermedad seria. Si la fatiga persiste cuando uno duerme lo suficiente, tiene una buena nutrición y vive en un ambiente de bajo estrés, entonces debe ser evaluada por su médico de cabecera.

Las causas principales de la fatiga están relacionadas con factores del estado de la salud, como deficiencia de nutrientes, dieta desequilibrada, consumir en exceso bebidas energizantes o cafeína, hidratación deficiente, falta de ejercicio o exceso de peso y falta de sueño. Afortunadamente, algunas de estas causas se pueden corregir con facilidad. Para reducir esa fatiga o falta de energía, es recomendable dormir bien todas las noches al menos 7 horas para los adultos, seguir una dieta saludable y equilibrada, y estar bien hidratado. Finalmente, hacer ejercicio con regularidad y practicar o aprender formas de relajación como la meditación y el yoga, también son de gran ayuda.

La obesidad

La obesidad, como has podido imaginar, es también otro factor que puede aumentar el riesgo de fatiga crónica. Las personas que sufren obesidad tienen un gran riesgo de padecer apnea obstructiva del sueño, que es una causa común de fatiga diurna. Las personas que sufren esta condición, y en muchos casos no son conscientes de ello, no descansan a pesar de dormir las horas recomendadas y se despiertan cansados. Hoy también sabemos que la obesidad afecta directamente al ciclo del sueño. Más adelante hablaremos más de este tema en un capítulo dedicado por completo al sueño.

Mantener un peso saludable ayuda a elevar los niveles de energía. El ejercicio, como se ha demostrado, puede reducir la fatiga entre las personas sanas. Como sugerencia te recomiendo empezar poco a poco a eliminar tus hábitos sedentarios y sustituirlos por otros más activos. Son pequeñas modificaciones para empezar, pero su efecto positivo te animará a seguir.

Empieza por caminar, que es un ejercicio saludable para todas las edades. Aprovecha cualquier oportunidad que tengas de hacerlo y si es posible, oblígate a ello aparcando tu carro lo más lejos posible de las entradas. Intenta estar de pie en lugar de sentado cuanto sea posible y, bueno, esta es la menos apetecible de todas las opciones, usa las escaleras en lugar del ascensor. Te costará al principio, pero tu cuerpo lo va a agradecer y en poco tiempo descubrirás que cada vez te cuesta menos esfuerzo hacerlo.

Lo importante para tu nuevo estilo de vida, es crear hábitos que te ayuden a conseguir una mejor calidad de esta, con salud y energía. Los tres elementos para crear un buen hábito son las famosas tres erres: recordatorio, rutina y recompensa.

- **El recordatorio:** es entrenar el cerebro, así que todo está en la repetición. Dejar preparada tu ropa para hacer ejercicios al día siguiente, colgar una foto en un sitio visible de esa persona a la que admiras, o la de cuando eras más delgado, una canción o un mensaje de voz que te inspire a ponerte en movimiento por las mañanas. Lo importante es que siempre sea el mismo recordatorio.
- **La rutina:** es tu preparación: saber los ejercicios que vas a hacer, con quién (cuándo y dónde) vas a jugar un partido de tenis, la ruta o la distancia que piensas recorrer, así no pierdes tiempo y estarás enfocado. Con cada repetición, te acercas más a convertir tu rutina en un hábito.
- **La recompensa:** de eso mismo se trata, de premiar lo que has conseguido con el estímulo mental (recordatorio) y la

actividad física (rutina) que mantienes. Celebra las metas que te has marcado y que has alcanzado. Date un capricho y celebra tus logros.

ALIMENTOS	CONTENIDO EN MAGNESIO
Almendras, maní	250 mg
Garbanzos, judías blancas, guisantes	150 mg
Avellanas, pistachos, nueces	150 mg
Maíz	120 mg
Chocolate	100 mg
Pan integral	91 mg
Lentejas	78 mg
Acelgas	76 mg
Puré de papas	69 mg
Dátiles	59 mg
Pasta	57 mg
Espinacas	50 mg
Pasas, ciruelas secas	40 mg
Guisantes verdes	35 mg
Judías verdes, habas	28 mg
Papas	25 mg

*Fuente: https://www.cun.es/chequeos-salud/vida-sana/nutricion/alimentos-ricos-magnesio

Es el turno de los santos remedios. Anota y prueba algunas de estas fáciles recetas que te comparto a continuación y que te ayudarán a obtener esa preciosa energía.

Santos remedios

Maca (*Lepidium meyenii*: raíz de maca, *ayak chichira, ayuk willku*, ginseng andino, ginseng peruano, *lepidium peruvianum, maino, maka*): esta planta es originaria de Perú y se ha usado tradicionalmente para mejorar el estado de ánimo, así como para incrementar la energía. El poder de la maca de mejorar el nivel de energía del organismo recae en su alto contenido nutritivo, ya que posee una alta concentración de ácidos grasos esenciales e importantes minerales, como zinc y yodo. Sus beneficios incluyen aumentar la energía, combatir la fatiga crónica, aliviar la premenopausia y la menopausia, combatir la disfunción sexual en hombres y mujeres e incrementar la densidad ósea para combatir la osteoporosis.

Ginseng (*Panax quinquefolius: panax ginseng,* ginseng coreano, ginseng asiático, ginseng chino, ginseng rojo, ginseng americano): es uno de los productos más utilizados porque se cree que mejora la energía, la salud física, emocional y el bienestar general. Su consumo ayuda a combatir la fatiga física y mental, mejorar el rendimiento y el ánimo, lograr mayor concentración, así como apoyar el sistema inmunitario. Estudios han profundizado sobre los efectos del ginseng sobre el estado de ánimo y la actividad cerebral, descubriendo que mejora el nivel de calma.

Vitamina B12: este tipo de vitamina B es muy importante para nuestro organismo, especialmente por la cantidad de energía que genera al impulsar nuestro metabolismo. Sin embargo, nuestros cuerpos no pueden almacenar esta vitamina, por lo que es muy importante que te asegures de consumir diariamente la cantidad que tu cuerpo necesita, sea a través de alimentos ricos en este compuesto o por medio de suplementos. Si eliges el consumo de alimentos, el salmón es una de las mayores fuentes de vitamina B12. Apenas 100 gramos de salmón te van a aportar la mitad de lo que tu organismo necesita en un día. Entre las bondades de la vitamina B12 destacan, que ayuda a mejorar la salud ósea previniendo la osteoporosis, mejora el estado de ánimo y aumenta la producción de serotonina, conocida como la "hormona de la felicidad".

Yogur con maca y frutas

INGREDIENTES:

1 taza de yogur de tu sabor favorito

½ taza de fresas y manzana cortadas en trocitos pequeños

1 cucharada de maca en polvo

1 cucharada de almendras en lascas

1 cucharadita de miel (opcional)

PREPARACIÓN:

Licúa el yogur con la maca hasta que la mezcla sea bien homogénea. Sirve en un cuenco y añade primero las frutas sobre el yogur y, luego, las almendras y la miel. Disfrútalo.

Bebida energizante de ginseng, jalea real y canela

INGREDIENTES:

⅓ de taza de raíz de ginseng cortada en trocitos o rallada

¼ de taza de jengibre fresco, rallado o congelado

2 ramitas de canela

1 clavo de olor

1 cucharadita de jalea real

4 tazas de agua

Miel cruda

Leche de coco, almendra o soja

PREPARACIÓN:

En una olla mediana, hierve el agua junto con el ginseng, el jengibre, la canela y el clavo y mantén el fuego medio-bajo por unos diez minutos. Una vez lista, déjala reposar uno rato. Añádele la jalea y la miel. Al momento de servir, agrega ¾ del líquido, pasado por un colador, a la leche. Bébela tibia o fría.

Tartar de salmón y aguacate

INGREDIENTES:

1 lomo de salmón ahumado de entre 150 y 200 g	Jugo de medio limón
1 aguacate grande	1 cucharadita de mostaza
2 cucharadas de aceite de oliva extra virgen	Pizca de pimienta negra recién molida
2 cucharadas de salsa de soja	Cilantro seco, sésamo, cebollino, o las hierbas o especias favoritas, para decorar

PREPARACIÓN:

Corta el salmón ahumado y el aguacate en dados. Resérvalos separados. En un tazón mezcla el aceite de oliva, la salsa de soja, el jugo de limón, la mostaza y la pimienta. Remueve hasta que se forme una mezcla homogénea. Añade el aliño al salmón ahumado y mezcla bien. Forma cada tartar poniendo en la base la mitad del aguacate y encima la mitad del salmón aliñado. Decora con tus hierbas o especias favoritas.

Truquito Entalla

La vitamina Santo Remedio B12 puede ayudar a mantener la energía y apoyar al metabolismo, ayudándote a mantener tu salud. Y si bien, esta vitamina esencial se encuentra en muchos alimentos, incluida la mayoría de las aves de corral y los productos lácteos, puede ser difícil para el estómago extraerla y absorberla por completo. Una cápsula de vitamina B12 al día es una forma segura de proteger tu salud.

CAPÍTULO 7

HIDRATACIÓN

Como sabes, tu cuerpo en su mayor parte es agua. Hasta un 60 % de tu organismo es líquido y, por tanto, es fundamental para tu salud mantener el nivel de agua que necesitas porque, incluso sin realizar ningún tipo de actividad, cada día pierdes entre 68 y 100 onzas de agua (2 a 3 litros) entre el sudor y la orina. La mejor manera de reponer líquido —lo has adivinado— es bebiendo agua.

Si eres de los que beben poca agua al día, o incluso de los que no la beben, estás dentro de la estadística que dice que la mayoría de los estadounidenses no consumen diariamente el agua que necesitan. Un estudio de los CDC reveló que apenas el 22 % bebe ocho o más vasos de agua al día, que es la cantidad que no me canso de recomendar. Esta estadística es preocupante, por lo que te explicaré a continuación, pero más aún lo es, saber que un 7 % de los encuestados dijo no beber agua todos los días.

Por tratarse de algo tan importante para nuestra salud, y a la vez, lo más fácil para mejorarla, vamos a hablar en detalle de la importancia que tiene el agua para ti, y convencerte de que debes beberla, además de convertirla en una de tus mejores aliadas para perder peso.

Tu consumo de agua debería ser de 8 vasos cada día. Para algunas personas no acostumbradas a beber agua, puede parecer mucho, pero esa es la cantidad que tu cuerpo necesita. Planea tu día de manera que puedas repartir el consumo durante todo el día y que tengas agua a tu alcance para hacerlo. Es importante estar hidratado de manera regular durante todo el día y no esperar a tener sed para beber. Como recompensa, el agua te va a ayudar a controlar el hambre. Debes saber que para algunas personas la sensación de sed es muy parecida a la de hambre y las pueden confundir, recurriendo a comer cuando en realidad necesitan beber agua. Los beneficios de beber esos 8 vasos al día (otra vez, lo sé, esta es mi pequeña cantaleta, pero solamente lo hago porque es importante para tu salud) son muy numerosos, tanto como los problemas que causa el no beberlos.

- Empecemos por tu sistema inmunológico que es el que te ayuda a evitar que enfermes; el agua permite que nuestras células tengan el oxígeno y la nutrición necesaria para realizar sus funciones, que son la de combatir los virus y las bacterias.
- El agua también es importante para tu circulación y para la presión arterial, ya que el beberla reduce el nivel de sodio y otras sustancias en nuestro organismo.
- Otro beneficio más es la digestión. Cuando tu cuerpo tiene el agua que necesita, te vuelves más regular a la hora de ir al baño y tu digestión es más fácil.
- Por si todo esto no fuera suficiente, cuando nuestra piel está hidratada, luce mejor y más radiante.

Vamos ahora con los problemas que sufres cuando no bebes suficiente agua.

- La deshidratación provoca sensación de cansancio, mareos y tiene efectos negativos en tu circulación, pudiendo provocar el aumento de las pulsaciones del corazón.
- En estudios recientes se ha comprobado que además de los efectos sobre el cuerpo, los tiene sobre la mente. Nuestro cerebro tiene más problemas memorizando, aprendiendo y concentrándose.

Ahora que ya hemos visto brevemente los beneficios de beber agua y los problemas que causa el no hacerlo, vamos a pensar en las razones por las que algunas personas no beben agua. En algunos casos, puede ser por falta de costumbre, en otros por flojera o por olvido, o quizá por haberse acostumbrado a consumir algún otro líquido de forma habitual, en sustitución del agua.

Si la razón por la que no bebes agua es la falta de costumbre, debes al menos procurar construir ese hábito tan saludable. Tener una botella de agua cerca de ti durante el día, e incluso una alarma en tu teléfono que te recuerde cada hora que bebas un poco, es una buena manera de empezar. Para las personas a las que el sabor del agua no les parezca atractivo o les aburra beberla, hay soluciones naturales y deliciosas que van a ayudarles a alcanzar el nivel que sus cuerpos necesitan. Una solución sencilla, es la de añadir al agua unos pedazos de fruta que sea de su agrado y que le den al agua ese toque que les haga más fácil beberla.

Debes saber también, que hay bebidas que, en lugar de aportar agua a tu organismo, hacen exactamente lo contrario, es decir, le restan agua a tu organismo deshidratándolo. El café, cuando se consume en grandes cantidades, tiene un efecto diurético. Las bebidas azucaradas tampoco te ayudan. En lugar de quitar la sed, causan deshidratación. Finalmente está el alcohol, que aumenta la producción de orina y también causa deshidratación.

Pero al igual que hay enemigos del agua, también hay aliados que no son necesariamente líquidos. Hay muchos alimentos que además de ser deliciosos, tienen un altísimo contenido en agua y te van a ayudar no solamente a alcanzar el nivel que necesitas, sino también con tu dieta.

FRUTAS	PORCIÓN	TOTAL DE AGUA
Tomate	1 mediano	94 %
Sandía	1 taza	92 %
Fresas	1 taza	91 %
Melón	1 taza	90 %
Melocotón / durazno	1 mediano	90 %
Naranja	1 mediana	88 %
Pomelo / toronja	1 mediano	88 %

VEGETALES	PORCIÓN	TOTAL DE AGUA
Lechuga	1 taza	96 %
Pepino	1 mediano	95 %
Apio	1 taza	95 %
Calabacín	1 taza	94 %
Pimiento	1 taza	92 %
Coliflor	1 taza	92 %
Repollo/col	1 taza	92 %

OTROS ALIMENTOS	PORCIÓN	TOTAL DE AGUA
Agua de coco	1 taza	95 %
Caldos/sopas	1 taza	92 %
Yogur sin sabor	1 taza	88 %
Queso cottage/requesón	1 taza	80 %

*Fuente: https://www.healthline.com/nutrition/19-hydrating-foods

Santos remedios

Pepino (*Cucumis sativus L., cucumber*): es uno de los alimentos con un mayor contenido de agua (95 %) y además te aporta vitamina C y potasio. Puedes aprovecharlo para una merienda, para darle sabor al agua o para preparar un batido.

Sandía (*Citrullus lanatus, watermelon*): es, después del tomate, la fruta que más agua tiene (92 %) y también es un alimento rico en vitamina C, A y magnesio. Se tiene constancia de más de cincuenta variedades de sandía que se clasifican en función de la forma de sus frutos, el color de la pulpa, el color de la piel, el peso, el periodo de maduración, etc. Genéticamente, existen dos tipos de sandías: sandías con semillas y sandías sin semillas.

Fresa (*fragaria* es el nombre genérico que proviene del latín *fraga*, "fresa", que se deriva de *fragum*, "fragante", donde se refiere a la fragancia de la fruta): es otro de los alimentos que verás aparecer en casi todas nuestras recomendaciones. Además de un 91 % de agua y vitamina C, es un antioxidante muy potente.

Batido verde

INGREDIENTES:

1 cucharadita de cúrcuma en polvo

½ cucharadita de jengibre en polvo

¼ de cucharadita de pimienta negra

Jugo de un limón

½ taza de pepino

½ taza de apio

8 onzas de agua

PREPARACIÓN:

Licúa los ingredientes y bébelo de inmediato. ¡Disfruta!

Jugo de frutas con guaraná

INGREDIENTES:

¼ de cucharadita de guaraná en polvo

1 vaso de jugo de naranja

1 taza de fresas

Agua (opcional)

1 cucharada de miel (opcional)

PREPARACIÓN:

Licúa todos los ingredientes y goza hidratándote.

Ensalada de sandía y menta

INGREDIENTES:

½ taza de sandía

2 rodajas de prosciutto

3-4 hojas de menta

PREPARACIÓN:

Combina todos los ingredientes en un recipiente y disfruta cada bocado.

Truquito Entalla

La mayoría de los relojes inteligentes incorporan una función que te permite contar los vasos de agua que consumes durante el día y te recuerdan, por medio de alarmas, cuando llega el momento de volver a beber.

CAPÍTULO 8

PREBIÓTICOS, PROBIÓTICOS Y POSBIÓTICOS

Antes de explicarte qué son, en qué se diferencian y para qué sirven, empezaré por explicar dónde van a desarrollar su importantísima labor. Dentro de tu cuerpo hay un mundo microscópico, fascinante, habitado por miles y miles de millones de microorganismos. Se trata de tus intestinos. En él viven y mueren bacterias, hongos, levaduras, virus y hasta parásitos. Lo hacen en un delicado equilibrio y en una lucha constante entre bacterias a las que llamaremos malas y otras a las que llamaremos buenas, pero cuya labor es igualmente importante para que todo funcione correctamente.

En este mundo microscópico se libran batallas constantes y en juego está, entre otras cosas, el funcionamiento de nuestro sistema inmunológico.

Como dije antes, en nuestro intestino hay bacterias "malas" y bacterias "buenas" y aunque en realidad es una simplificación, la continuaré usando para que se entienda mejor. Tanto las buenas como las malas cumplen una función importante y las necesitamos a todas trabajando, pero es importante que se mantenga el equilibrio entre el número de bacterias "buenas" y el de "malas". Si por alguna razón, una mala dieta, una infección, etc., la balanza se desequilibra y hay más "malas" que "buenas", entonces nuestra salud se resiente. Y aquí es donde entran en juego los prebióticos y los probióticos que, aunque tienen nombres similares, son dos cosas muy diferentes.

Los prebióticos

Los prebióticos son un tipo de fibra vegetal que ayuda a que tus bacterias "buenas" crezcan y aumenten su número. Los probióticos, en cambio, son organismos vivos. Es decir, bacterias "buenas" que van a unirse a las que ya están en tu cuerpo. A continuación, voy a hablarte con un poco más de detalle de cada una de ellas.

El mejor ejemplo para explicar lo que es un prebiótico, es si lo comparamos con un fertilizante. Estos alimentos recorren nuestro tracto digestivo sin ser absorbidos por nuestro cuerpo, y cuando llegan al intestino, nuestra flora intestinal los usa para nutrirse de ellos y así aumentar su número. Estos prebióticos los encontramos principalmente en vegetales y frutas con alto contenido en fibra y carbohidratos complejos.

Los probióticos

El término probiótico viene del griego, y significa "a favor de la vida". Se utiliza para designar a aquellas bacterias cuya labor tiene un efecto beneficioso para la salud de los seres humanos y los animales. Como mencioné antes, los probióticos son organismos vivos (no te asustes) que van directamente a tu intestino y ayudan a establecer el equilibrio. Si la idea de consumir bacterias te preocupa debes saber que, si has tomado chocolate negro o yogur, son alimentos ricos en probióticos.

Dado que los avances en la tecnología han permitido recientemente a los científicos comenzar a estudiar la microbiota en profundidad, hay todavía muchas otras investigaciones en marcha sobre los beneficios de los probióticos. La evidencia científica ha demostrado que los probióticos ayudan a tratar y evitar la diarrea debido a la acción de antibióticos, así como mejoran el metabolismo de la lactosa, ayudan a disminuir el colesterol sérico y a mejorar la salud y buen funcionamiento intestinal en general, optimizando su condición, lo cual también permite una mejor absorción de los nutrientes contenidos en los alimentos.

Los posbióticos

Para ayudarte a distinguir los posbióticos de los otros dos, porque es fácil confundirse con este trabalenguas, recuerda que pos- significa después de. Es decir, los posbióticos son los últimos en actuar. Para explicarlo de otra manera, el trabajo que empiezan los prebióticos, lo terminan los posbióticos. Piensa en que es una cadena en la que intervienen los tres, primero los probióticos se nutren de prebiótico y el posbiótico es el desecho de los probióticos. Y aunque pudiera parecer que este residuo no es de gran utilidad, las investigaciones demuestran que el posbiótico es el responsable principal de mejorar los niveles de azúcar, reducir la obesidad, reforzar el sistema inmune, reducir inflamación y además tiene propiedades antimicrobio y sirve para tratar la diarrea. El posbiótico está demostrando, que es un elemento de gran importancia para tener un colon saludable. La buena noticia, es que seguro ya los incluyes en tu dieta. Alimentos como la avena, la linaza y el ajo, son algunos ejemplos.

FUENTES DE PROBIÓTICOS	
Yogur	Kéfir
Kombucha	Fermentados de soja: miso, tempeh, natto
Chucrut	
Pepinillos en salmuera	Kimchi

FUENTES DE PREBIÓTICOS	
Leche materna	Ajo
Avena	Betabel
Alcachofa	Espárragos
Soja	Plátano
Achicoria	Puerros
Cebolla	

FUENTES DE POSBIÓTICOS	
Queso cottage / requesón	Encurtidos fermentados
Avena	Kefir
Linaza	Kimchi
Algas marinas	Kombucha
Ajo	Fermentados de soja: miso, tempeh, natto
Ajo fermentado	

*Fuente: https://www.mayoclinic.org/es-es/prebiotics-probiotics-and-your-health/art-20390058

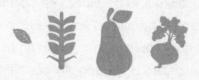

Santos remedios

Kimchi: el kimchi es el alimento coreano por excelencia y cuenta con la distinción de ser reconocido como Patrimonio Cultural Inmaterial de la Humanidad. Este superalimento es fermentado y sus principales ingredientes son el ajo, el jengibre y la col o repollo. La palabra kimchi significa: "vegetales salados", porque no solo se puede hacer de col, sino también de brócoli, rábano, zanahoria, etc. Entre sus beneficios destacamos que ayuda a combatir la obesidad ayudando a adelgazar, nos aporta vitaminas A, B y C, favorece la digestión, fortalece el sistema inmunitario y tiene propiedades antienvejecimiento, entre otros.

Kéfir: Se dice que en turco significa "bendición" o "sentirse bien" y hace referencia a una bebida fermentada. El kéfir que bien puede ser de agua o té, leche o kombucha, es un probiótico que facilita la digestión y mejora las defensas del organismo. Además, tiene un alto poder desintoxicante y ayuda a la correcta absorción de nutrientes.

Alcachofa (*Cynara scolymus, alcaucil, artichoke*): es un alimento que aporta muchos minerales y vitaminas como potasio, sodio, calcio y vitamina A, que nos ayudará a frenar el envejecimiento de nuestras células y de la piel. Tiene importantes cualidades gastronómicas, nutritivas y medicinales. Entre sus bondades, destacamos que apoya la nutrición del hígado, ayuda al sistema digestivo, disminuye el azúcar en la sangre y reduce el colesterol.

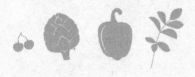

Kimchi casero

INGREDIENTES:

1 col china (lechuga napa)
cortada en trozos

6 tazas de agua destilada

4 cucharadas de sal

4 dientes de ajo picados finamente

1 trocito de jengibre picado
finamente

5 cebollines cortados en trocitos
incluido el tallo

1 cucharada de azúcar morena

2 cucharadas de salsa de pescado

2 cucharadas de ají japonés en
polvo

PREPARACIÓN:

Disuelve la sal en el agua hasta que quede una intensa salmuera. En un recipiente grande, de vidrio, coloca la col y cúbrela con la salmuera. Cubre el recipiente con un plato de loza o una tapa de vidrio (no uses metal ni plástico); toda la col debe quedar sumergida. Déjala reposar toda una noche. Al día siguiente, saca la col de la salmuera, pero no elimines esa agua, ya que la volverás a utilizar. En un recipiente, mezcla la col con el resto de los ingredientes. Puedes hacerlo con la mano para impregnarla sin destruirla. Añádele la salmuera y coloca nuevamente la col con la mezcla en el recipiente de vidrio. Si no cabe, divídela en dos partes y ponla en frascos más pequeños. Déjala que fermente por lo menos tres días antes de disfrutarla como acompañamiento de tu plato favorito. Dependiendo de la intensidad que desees en el sabor, puedes dejarlo fermentar durante meses. Recuerda que debe fermentar en un lugar oscuro, a temperatura ambiente. Al menos durante el primer mes no la refrigeres.

Batido de kéfir y frambuesas

INGREDIENTES:

8 onzas de kéfir natural sin azúcar

½ taza de frambuesas

Estevia o miel

PREPARACIÓN:

Coloca todos los ingredientes en una licuadora y procesa. Disfruta de esta saludable bebida.

Ensalada de alcachofas y atún

INGREDIENTES:

1 lata de atún en aceite

1 taza de hojas de espinacas

½ taza de corazones de alcachofa

8 aceitunas negras sin semillas

¼ de taza de alcaparras

½ taza de cebolla morada picada

½ cucharadita de albahaca picada

½ cucharadita de perejil picado

1 limón

1 cucharada de mayonesa de aceite de oliva

1 cucharada de semillas de calabaza

Sal y pimienta al gusto

PREPARACIÓN:

Combina con cuidado todos los ingredientes con la mayonesa. Sirve y espolvorea con semillas de calabaza. ¡Buen provecho!

Truquito Entalla

Para sacarle partido a tu día, te recomendamos una cápsula al día tomada con una comida, de nuestro probiótico para la salud intestinal.

CAPÍTULO 9

FIBRA

Seguro que has escuchado hablar de la fibra en muchas ocasiones y que la mayoría de las veces ha sido para alabar sus cualidades y el efecto positivo que tiene para tu salud. Pero ¿qué es la fibra y por qué dicen que es buena?

La fibra alimentaria o fibra dietética, dos nombres que en realidad significan lo mismo, es una parte de los vegetales que nuestro cuerpo no puede digerir. ¿Y por qué es eso bueno para nuestra salud? La razón es sencilla: mientras nuestro cuerpo absorbe los nutrientes de las grasas, las proteínas o los carbohidratos, la fibra no es digerida y realiza todo el recorrido de nuestro tracto digestivo sin ser absorbida por el cuerpo. Pasa relativamente intacta por el estómago y luego recorre el intestino delgado y el colon hasta salir de nuestro organismo. Esa característica, la convierte en una especie de escoba que barre los sedimentos que se acumulan en el intestino y los va arrastrando hasta sacarlos del cuerpo. Ese es el trabajo que la fibra realiza.

¿Por qué es beneficiosa la fibra? Como ya hemos visto, la fibra arrastra los restos que pueden quedar en nuestro intestino y ayuda a mantenerlo limpio y en el caso del tracto digestivo, limpio significa sano. Al evitar que se acumulen heces en su interior, se previenen numerosos problemas de salud, como los cálculos renales, enfermedades cardíacas e incluso el cáncer y además, ayuda a luchar contra la obesidad y el sobrepeso.

En nuestro intestino hay dos tipos de bacterias: a unas las llamaremos las buenas y a las otras las malas. Como es lógico, queremos que en nuestro intestino haya un balance positivo, es decir, más bacterias buenas que malas. La fibra también ayuda con esto, pues el consumo de alimentos ricos en fibra funciona como un probiótico, que favorece la presencia de bacterias buenas. Cuando en nuestro intestino abundan las bacterias buenas, no solamente mejora nuestra salud intestinal, sino que también lo hace el sistema inmunológico de nuestro cuerpo.

Además, la fibra ayuda a disminuir el nivel de colesterol y según estudios recientes, una buena flora intestinal mejora nuestro ánimo, nuestra memoria y nuestro sistema cognitivo.

¿Pero, cuánta fibra hay que consumir? Probablemente te sorprenda saber que basta con 25 gramos diarios de fibra para que veas los resultados. Esa cantidad te ayudará a activar y mover los intestinos, evitar el estreñimiento y las hemorroides y, además, reducirá el colesterol, los triglicéridos y te ayudará a controlar el azúcar en la sangre. Para que te hagas una idea, una taza de frambuesas contiene 8 gramos de fibra, la tercera parte de lo que necesitas al día. Si te gustan las lentejas, una taza de lentejas cocidas tienen 15.5 gramos de fibra, más de la mitad de la cantidad recomendada. Más adelante veremos en detalle los alimentos que son ricos en fibra.

Por último, un beneficio más de la fibra es que es una de tus mejores aliadas si decides hacer una dieta, porque la fibra te saciará antes y evitarás comer en exceso.

Ahora que ya conoces todos los beneficios de la fibra, me imagino que te preguntarás dónde conseguir toda esa fibra que nuestro organismo necesita. La fibra se encuentra principalmente en frutas, verduras, granos enteros y legumbres. A continuación, te vamos a presentar algunos de los alimentos que son ricos en fibra.

FRUTAS	PORCIÓN	TOTAL DE FIBRA
Frambuesa	1 taza	8 g
Pera	1 mediana	5.5 g
Manzana con cáscara	1 mediana	4.5 g
Banana	1 mediana	3 g
Naranja	1 mediana	3 g
Fresas	1 taza	3 g

VEGETALES	PORCIÓN	TOTAL DE FIBRA
Guisantes verdes hervidos	1 taza	9 g
Brócoli hervido	1 taza (troceado)	5 g
Hojas de nabo hervidas	1 taza	5 g
Coles de Bruselas hervidas	1 taza	4 g
Papa con cáscara al horno	1 mediana	4 g
Maíz dulce hervido	1 taza	3.5 g
Coliflor cruda	1 taza (troceado)	2 g
Zanahoria cruda	1 mediana	1.5 g

GRANOS	PORCIÓN	TOTAL DE FIBRA
Avena cruda	1 taza	8 g
Espaguetis integrales cocidos	1 taza	6 g
Cebada perlada cocida	1 taza	6 g
Copos de salvado	¾ de taza	5.5 g
Quinua cocida	1 taza	5 g
Panecillo de salvado de avena	1 mediano	5 g
Palomitas de maíz con aire	3 tazas	3.5 g
Arroz integral cocido	1 taza	3.5 g
Pan integral	1 rebanada	2 g
Pan de centeno	1 rebanada	2 g

LEGUMBRES, NUECES Y SEMILLAS	PORCIÓN	TOTAL DE FIBRA
Guisantes partidos hervidos	1 taza	16 g
Lentejas hervidas	1 taza	15.5 g
Frijoles negros hervidos	1 taza	15 g
Frijoles cocidos enlatados	1 taza	10 g
Semillas de chía	1 onza	10 g
Almendras	1 onza (23 nueces)	3.5 g
Pistachos	1 onza (49 nueces)	3 g
Semillas de girasol	1 onza	3 g

*Fuente: https://www.mayoclinic.org/es-es/healthy-lifestyle/nutrition-and-healthy-eating/in-depth/high-fiber-foods/art-20050948

Por último, te gustará saber que puedes sumar fibra natural extra espolvoreada, en ensaladas o postres, si añades 1 o 2 cucharaditas de hojuelas de salvado de trigo o unas semillas de chía o de linaza. Otra opción, como complemento, es utilizar la fibra de acacia, para lo que debes añadir una cucharadita a 6 a 8 oz de agua diariamente.

Santos remedios

Me permito recomendarte tres santos remedios para que tengas en tu lista y ayudarte con tu ingesta diaria de fibra.

Nopal (*prickly pear: opuntia ficus-indica, cactus, chumbera*, higuera): tiene un alto contenido de fibra y además contiene proteínas como la pectina. Estas proteínas ayudan a que el azúcar que entra al cuerpo no se absorba de manera tan abrupta en la sangre. Como alimento, el nopal te ayuda a controlar el azúcar en la sangre, a bajar de peso y a disminuir el colesterol y los triglicéridos.

Avena (*oat: avena sativa*): además de su alto contenido en fibra, es uno de los alimentos más completos. Posee un espectacular equilibrio de componentes bioactivos, como proteínas, hidratos de carbono, oligoelementos, grasas de buena calidad, vitaminas y minerales. La avena preparada (distinta de la instantánea), también es una opción que ayuda a bajar el colesterol, combatir el estreñimiento, mejorar la textura de la piel y hasta ayudar a curar problemas menores de la piel.

Diente de león (*dandelion root: Taraxacum officinale, amargón, kukraundha, kanphool*, nariz de cerdo, endibia salvaje): también tiene fibra y es un excelente recurso para tratar gases y molestias estomacales y aumentar la orina. Además, protege tu hígado, riñón y vesícula biliar; resguarda contra el daño oxidativo, así como ayuda a tratar inflamaciones y enrojecimientos. Según la Universidad de Maryland, sus hojas actúan como diurético, estimulan el apetito y ayudan a la digestión. Su flor tiene propiedades antioxidantes y puede ayudar a reforzar el sistema inmunológico. Los herbolarios usan la raíz para desintoxicar el hígado y la vesícula biliar, y las hojas para ayudar a la función de los riñones.

Sopa de nopal

INGREDIENTES:

3 o 4 pencas de nopal fresco

4 tazas de agua

1 taza de cebolla picada

1 diente de ajo picado

1 pizca de sal

1 taza de espinaca picada

¼ de taza de cilantro fresco picado

Pimienta

1 cucharadita de aceite de oliva

PREPARACIÓN:

Lava y corta las pencas de nopal en trocitos. Combina el nopal con la cebolla, el ajo y la sal en una olla con agua. Tapa y deja hervir durante 10 minutos. Apaga y deja reposar por unos minutos. Añade la espinaca, el cilantro y la pimienta al gusto. Licúa la mezcla y sírvela agregándole la cucharada de aceite por encima.

Té de diente de león

INGREDIENTES:

1 cucharadita de hojas, flores o raíz, o una bolsita de infusión de diente de león

1 taza de agua caliente

PREPARACIÓN:

Deja reposar la hierba en el agua por unos cinco minutos. Cuélala, endúlzala si deseas, y saborea.

Batido de avena

INGREDIENTES:

2 cucharadas de avena cruda

1 taza de agua

1 taza de leche de tu preferencia
(de vaca, de almendra, de
avena, de coco, de soja)

½ cucharadita de canela en polvo

2 cucharadas de dátiles sin
semilla (o puedes usar uvas
pasas)

Estevia al gusto

PREPARACIÓN:

Pon a remojar la avena en la taza de agua durante la noche anterior. Por la mañana, pon el contenido del agua y la avena remojada en una licuadora. Añade la leche, la canela, los dátiles y la estevia (si te hace falta). Pon a licuar y disfruta.

Truquito Entalla

Las Skinny Yummy Gummies son gomitas llenas de fibra que te ayudan a sentirte satisfecho y además son prebióticos (¿recuerdas que hablábamos de que ayudan a las células buenas de tu intestino?) y te ayudan a hacer una buena digestión.

El Super Slim Café te aporta 5 gramos de fibra, de los 25 que se recomienda que consumas por día, para que empieces el día con buen pie.

CAPÍTULO 10

PROTEÍNA

Si alguna vez has intentado seguir una dieta o empezar un programa de ejercicios en el gimnasio, habrás oído hablar de las proteínas. Proteínas para esto, proteínas para lo otro, pero a lo mejor nadie te ha explicado lo que son y por qué son tan importantes. En este capítulo te voy a hablar de ellas.

La razón por la que escuchas tanto hablar de proteínas es porque son fundamentales para la vida. Todas las células de tu cuerpo y del mío tienen proteínas. Sin proteínas no podemos existir.

¿Has visto alguna vez a un músico tocando muchos instrumentos a la vez? Pues algo parecido es lo que hacen las proteínas. Además de ser alimento para las células, nuestro cuerpo las usa para producir nuevas y reparar las dañadas, fortalecen los huesos y los mantienen sanos y también hacen lo mismo con la estructura de los tejidos y la piel, proporcionan los aminoácidos que tu cuerpo necesita para desarrollar y mantener los músculos y tienen una función metabólica y reguladora.

Ahora te voy a explicar la razón por la que es tan importante que consumas proteínas: nuestro cuerpo no las almacena. Tu cuerpo no podrá usar mañana las proteínas que has consumido hoy por muchas que hayan sido. Por esa razón, debes consumir a diario la cantidad necesaria. La ventaja que tienen las proteínas a la hora de hacer una dieta es que te van a hacer sentirte lleno y satisfecho, por lo que es importante que en cada comida del día incorpores una cantidad de proteínas. La otra buena noticia, es que aquellos alimentos que son ricos en proteínas se absorben de manera más lenta, con lo cual se retrasa por más tiempo la sensación de hambre.

Alimentos ricos en proteínas

Pollo	Yogur griego	Carne magra
Pescado	Queso cottage	Quinua
Soja	Leche	Tofu
Frijoles	Lentejas	Pan Ezequiel
Maní y mantequilla de maní	Semillas de calabaza	Almendras
Garbanzos	Pechuga de pavo	
Huevos	Mariscos	

*Fuente: https://www.healthline.com/nutrition/high-protein-foods#The-bottom-line

¿Cuánta proteína debes consumir por día? La cantidad recomendada es de entre 40 a 60 g de proteína al día. Las personas que tienen un estilo de vida muy activo deben ingerir una cantidad mayor, entre 1.2 y 2 gramos de proteína por cada kilo de peso corporal, o si prefieres, entre 0.36 y 0.45 gramos por cada libra de peso. La mayoría de las investigaciones sugieren que las personas muy activas deben ingerir de 1.2 a 2 gramos de proteína por kilogramo de peso corporal. Mientras que las que no son muy activas deben ingerir menos proteína.

Voy a hablarte ahora de las proteínas en polvo. Si las has visto en el mercado, posiblemente te haya llamado la atención la variedad que existe. En esencia, estas preparaciones son una concentración de proteínas de origen animal o vegetal, que se mezclan con un líquido para consumir de manera fácil, sustituir una comida o para después del ejercicio.

Como decía antes, hay muchos tipos y se usan de manera diferente. Hay personas que las usan para aumentar la masa muscular, otras lo hacen para mejorar la composición corporal general, y otras, lo hacen para cubrir sus requisitos proteicos; como ejemplo: las personas enfermas, los adultos mayores y algunos vegetarianos o veganos.

Si te decides por ellas, es muy importante que leas bien las etiquetas de estos productos para que te asegures de saber lo que estás consumiendo. Lo más importante es elegir una proteína que tenga poca azúcar. El primer ingrediente tiene que ser proteína. Busca una que no tenga exceso de sabores o ingredientes artificiales. Recuerda también, y es muy importante, que la cantidad de proteína por ración no tiene que ser más de 25-30 gramos, ya que el cuerpo no puede absorber más de esta cantidad a la vez y el exceso no es bueno para los riñones.

Sigue leyendo que en el Truquito Entalla te cuento más.

Santos remedios

Huevos: el huevo es un alimento nutritivo que aporta proteína de excelente calidad. Son proteínas de elevado valor biológico y, además, fuente de vitaminas como la A y la D. Se pueden consumir con la yema o solo la clara. Una buena opción es incluirlo en el desayuno un par de veces a la semana para empezar el día con energía y estar saciados para afrontarlo.

Legumbres: entre los alimentos con más proteína de origen vegetal, encontramos las legumbres. Garbanzos, judías blancas o pintas, lentejas o soja, son una importante fuente de potasio, fibra, magnesio, hierro, ácido fólico, cobre, manganeso y otros minerales.

Salmón: además de ser una buena alternativa si se quiere perder peso, ya que no aporta casi calorías, es uno de los pescados con más proteínas, es rico en Omega-3 y vitamina D, lo que lo convierte en un imprescindible de tu alimentación. Junto con el salmón, existen otros pescados con un alto índice proteico como el atún y la anchoa.

Super ensalada

INGREDIENTES:

3 tazas de vegetales verdes mixtos (espinacas, rúcula, lechuga, etc.)

½ taza de garbanzos cocidos

½ taza de papaya cortada en trocitos

½ naranja sin cáscara cortada en trocitos

½ taza de aguacate en trocitos

2 cucharadas de semillas de girasol

Zumo de la otra mitad de la naranja

Aceite de oliva

Sal rosada

2 huevos duros cortados en trocitos

PREPARACIÓN:

En un recipiente, mezcla las hojas verdes. Añade los garbanzos, la papaya, la naranja, el aguacate y las semillas de girasol. Prepara una vinagreta con el jugo de naranja, el aceite y la sal. Añádela y revuelve bien. Para terminar, agrega los huevos, sirve y disfruta cada bocado.

Bol rico en proteínas

INGREDIENTES:

2 cucharadas de aceite de oliva

2 cucharadas de cebolla roja picada

2 puerros cortados en rodajas

½ taza de frijoles negros o garbanzos

1 taza de quinua tricolor cocinada

1 aguacate cortado en rodajas

¼ de cucharadita de ajo en polvo

½ cucharadita de cúrcuma

2 huevos revueltos previamente (o los mezclas con el resto de los ingredientes)

2 cucharadas de semillas de calabaza

2 cucharadas de cilantro picado

1 batata o boniato horneada o frita al aire, cortada en cubos

PREPARACIÓN:

En una sartén mediana, untada con aceite de oliva, saltea las cebollas y los puerros. Añade los frijoles, la quinua cocida, el aguacate y mezcla. Espolvorea ajo en polvo y cúrcuma. Puedes agregar al final los huevos y combinar todo. Sirve en un bol y acompaña con el boniato (y los huevos revueltos si los prefieres preparar aparte). Decora con semillas de calabaza y cilantro picado. ¡Sencillo y sabroso!

Salmón y lentejas

INGREDIENTES:

6 onzas de filete de salmón

1 cucharada de aceite de oliva dividida una parte para cocinar y otra para la ensalada

1 cucharada de romero

1 limón grande

1 cucharada de zumo de limón

1 cucharada de mostaza Dijon

½ cebolla morada

2 tazas de hojas de espinacas

1 taza de lentejas ya cocinadas en agua o caldo de pollo bajo en sodio

Sal y pimienta al gusto

PREPARACIÓN:

Calienta una sartén mediana a fuego medio-alto. Sazona el salmón con sal y pimienta, media cucharada de aceite de oliva y una parte del romero. Cocínalo hasta que el salmón esté listo. Exprime el limón sobre el salmón. En un tazón grande, mezcla el zumo de limón, la mostaza, la cebolla, media cucharada de aceite, sal y pimienta. Agrega el resto de romero. Pon el aderezo sobre una capa de espinacas y agrega el salmón. Sirve las lentejas a un lado. ¡Buen provecho!

Truquito Entalla

Aumentar la ingesta de proteínas puede ayudarte a sentirte satisfecho por más tiempo. Además, te ayuda a compensar la pérdida de masa muscular magra a medida que envejecemos. Nuestra proteína vegana o proteína Suero Santo Remedio son alternativas sencillas y sin azúcar de obtener proteína.

CAPÍTULO 11

EL SUEÑO Y EL CEREBRO

¿Qué sucede cuando dormimos? Aunque puedas creer que nuestro cuerpo permanece inactivo, en realidad sucede lo contrario. Durante las horas de sueño nuestro cuerpo trabaja en repararse y recuperarse, mientras que nuestra mente procesa, gestiona y almacena recuerdos. Por todas estas razones, se puede decir que el sueño es tan importante para tu salud como la dieta y el ejercicio. Dormir bien mejora el rendimiento cerebral, el estado de ánimo y la salud.

Una cosa muy importante que debes saber es que dormir bien no es lo mismo que pasar tiempo en la cama. Para que el sueño se considere saludable es necesario sea de calidad, es decir, que sea reparador, que dure al menos siete horas y que mantengas un horario regular a la hora de acostarte y levantarte.

Cuando cumples estos tres requisitos, tu sistema inmunológico se fortalece y durante esas horas tu cuerpo se dedica a combatir a los virus y bacterias. Ese descanso también tiene efectos positivos en tu mente. Las personas que no duermen las horas que necesitan sufren problemas de memoria, cambios de humor y son más irritables. Finalmente, hay una relación entre la falta de sueño y la obesidad. Si no duermes lo suficiente las hormonas del hambre se desequilibran, el cansancio afecta al lóbulo frontal de tu cerebro, que es donde tomas las decisiones, y se te hace más difícil decir que no a los alimentos poco saludables e incluso, comes, aunque no tengas hambre.

Si tienes problemas para dormir o te cuesta conciliar el sueño, hay una serie de estrategias que te pueden ayudar. La principal es que tengas una rutina para descansar. Es muy importante irse a la cama a la misma hora. Acostumbra a tu cuerpo y te recompensará. En segundo lugar, aunque probablemente lo sepas, el teléfono móvil y los aparatos digitales no te ayudan a dormir. No los uses durante la hora antes de irte a dormir. Sé que es complicado, pero realmente ayuda. Sepárate del teléfono, no lo lleves a la habitación. Durante esa hora antes de acostarte apaga algunas de las luces de la casa para crear una atmósfera tranquila. Sigue un ritual antes de irte a la cama: ponte un pijama cómodo, disfruta un té relajante o dedica unos minutos a leer, escuchar música de relajación, meditar, rezar o hacer respiraciones profundas.

Durante el día también puedes hacer una serie de cosas que te ayudarán a dormir mejor. El ejercicio, y basta con 30 minutos al día, también te va a ayudar. Anticipa la hora de la cena y evita comidas pesadas antes de acostarte para que la digestión no te impida disfrutar de un sueño reparador y profundo. Debes prescindir también de la cafeína, la nicotina, el alcohol y las sodas azucaradas antes de dormir.

Dormir poco disminuye la atención, la concentración y la memoria. Además, empeora nuestro rendimiento; y es que el insomnio puede ser un síntoma de ansiedad o depresión. El insomnio no solo daña nuestra salud física y psicológica, sino que también afecta al funcionamiento de nuestro cerebro. La falta de sueño podría provocar la reducción del tamaño del cerebro. Nuestro cerebro se regenera durante las horas de descanso nocturno, pero si no dormimos, este proceso no se puede llevar a cabo. El insomnio provoca también falta de concentración. Muchos de los errores que cometemos en el día a día, como en el trabajo o conduciendo, pueden estar justificados por un déficit de descanso nocturno.

Dormir pocas horas afecta además al hipocampo, una región del cerebro asociada con la memoria y el aprendizaje. Esto se debe a que durante el sueño se reponen los neurotransmisores cerebrales, por lo que el insomnio genera una pérdida de conectividad entre las neuronas presentes en esta área del cerebro.

Debemos entrenar a nuestro cerebro para ayudar a que nuestras neuronas no se desgasten y deterioren más rápido de lo normal por el avance de la edad. Se ha demostrado que el ejercicio mental puede mejorar las funciones y frenar el deterioro cognitivo en los adultos a pesar del paso del tiempo. Para un cerebro en forma, necesitamos mejorar nuestros hábitos alimenticios y controlar los factores de riesgo como el peso, azúcar, colesterol y presión arterial y realizar ejercicio cardiovascular para que el cerebro se oxigene todos los días. ¡Por lo menos ponte a caminar! Y también mantén la mente activa con ejercicios como el sudoku, la sopa de letras o crucigramas, haz juegos de memoria e intenta relajar tu mente.

Alimentos para dormir mejor

Kiwi	Nueces	Té de camomila
Leche malteada	Arroz	Bananas
Jugo y cerezas agrias	Pescado graso	

*Fuente: https://www.sleepfoundation.org/nutrition/food-and-drink-promote-good-nights-sleep

Alimentos para potenciar la función del cerebro

Vegetales de hojas verdes   Bayas

Pescado graso   Nueces

*Fuente: https://www.health.harvard.edu/healthbeat/foods-linked-to-better-brainpower

Santos remedios

Cereza (*Prunus avium, cherry*, guinda): hay estudios que confirman que beber un vaso de jugo de cerezas en la mañana y otro antes de dormir, mejora la calidad del sueño y ayuda a sentirse bien durante el día. Gracias a las vitaminas A y C que contiene, retrasa el envejecimiento celular. Por la mañana, antes de dormir y antes y después de hacer ejercicio, podrías beneficiarte de las bondades de esta fruta que te auxilia a la hora de dormir más rápido y mejor, igual que a recuperarte tras una sesión de ejercicio de los dolores en tendones y músculo y a combatir los signos de la edad en la piel.

Cúrcuma (*Curcuma longa*, cúrcuma aromática o doméstica, *safran bourbon, yu jin*). Te ayuda a proteger las células del cerebro del envejecimiento, tratar enfermedades neurológicas, combatir la depresión y disminuir y evitar la inflamación general del organismo. Esta popular raíz, es una verdadera bomba antioxidante que beneficia al organismo casi por completo; desde lo más exterior: la piel, hasta lo más profundo y minúsculo, sobre todo, porque evita la inflamación. La mejor manera de consumirla es en polvo, añadiéndola a platos de pescados y carnes. También la puedes usar en batidos junto con un poco de pimienta negra, ya que la piperina que esta contiene evita que la cúrcuma pierda sus virtudes durante la digestión.

Lavanda (*Lavandula angustifolia: lavender*). Desde su delicado color violeta hasta su reconfortante aroma, esta planta es toda beneficios. Ayuda a combatir el insomnio, produce relajación y controla la ansiedad y el estrés. La puedes usar todos los días y tiene variadas maneras de sacarle provecho: en infusión, para un baño relajante y las flores secas se pueden consumir directamente agregándolas a postres o yogur. Su uso en aerosol para rociar la cama y la habitación te ayudará a dormir mejor.

Ensalada para dormir

INGREDIENTES:

½ taza de cerezas sin semilla

1 ½ tazas de lechuga

4 a 6 onzas de pechuga de pavo cocida o a la plancha

¼ de taza de semillas de calabaza

1 taza de vinagre balsámico dulce de cereza

Sal rosada

Aceite de oliva

PREPARACIÓN:

Coloca las cerezas en una sartén con unas gotas de aceite. Dóralas levemente y añade el vinagre balsámico. Deja un par de minutos, revolviendo constantemente. Apaga y quita del fuego. Deja enfriar. En un recipiente, coloca la lechuga, el pavo cortado en cuadraditos y las semillas de calabaza, sal, aceite y la salsa de cerezas. Disfrútala.

Leche dorada de cúrcuma

INGREDIENTES:

1½ tazas de leche vegetal a elección (almendra o coco son ideales)

1 cucharadita de cúrcuma en polvo

1 pizca de pimienta negra

1 pizca de canela en polvo

1 pizca de jengibre en polvo

1 cucharadita de aceite de coco

1 cucharada de miel de coco, miel o endulzante (opcional)

PREPARACIÓN:

Licua o mezcla bien todos los ingredientes y ponlos a hervir en una olla pequeña por cinco minutos. Apaga y deja reposar por unos minutos. Bébela tibia antes de ir a dormir.

Té de lavanda para relajarse y dormir

INGREDIENTES:

1 cucharada de lavanda seca (o una bolsa de infusión)

1 taza de agua recién hervida

PREPARACIÓN:

Deja reposar la lavanda en el agua por 10 minutos y luego bébela. Hazlo al menos una hora antes de irte a la cama.

Truquito Entalla

La combinación de melatonina —hormona producida por nuestro cuerpo que regula los patrones normales del sueño— con manzanilla —hierba que ayuda a promover el sueño— y raíz de valeriana —planta medicinal que también estimula el sueño—, forma el conjunto ganador de la *Fórmula para dormir Entalla,* la cual ayuda a relajar nuestro cuerpo y calmar, sobre todo, nuestros pensamientos.

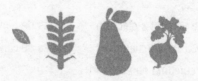

AGRADECIMIENTOS

Este libro no hubiese sido posible sin mi colega la nutricionista Sabrina Hernández-Cano, todo el equipo de Santo Remedio, mi gran familia de Univision y la compresión infinita de mi esposa Ana Raquel y mis hijos Ana Sofia, Juan Antonio y Nina que, al entender mi misión, me permiten invertir el tiempo necesario para cumplirla. Gracias al equipo editorial de Penguin Random House Grupo Editorial, en especial a Silvia Matute y a Rita Jaramillo, con quienes he desarrollado no solo una gran amistad, sino una gran colaboración. Gracias a mi comunidad hispana por ponerme en la posición de servirles. Mi agradecimiento hacia mi público es infinito.

BIBLIOGRAFÍA

Capítulo 5. Estrés

—Ashwagandha

Spritzler, F. (3 de noviembre de 2019). *12 Proven Health Benefits of Ashwagandha.* Healthline. <https://www.healthline.com/nutrition/12-proven-ashwagandha-benefits#1>

—Pasionaria

Elsas, S. M., Rossi, D. J., Raber, J., White, G., Seeley, C. A., Gregory, W. L., Mohr, C., Pfankuch, T., & Soumyanatha, A. (2010). Passiflora incarnata L. (Passionflower) extracts elicit GABA currents in hippocampal neurons in vitro, and show anxiogenic and anticonvulsant effects in vivo, varying with extraction method. *Phytomedicine, 17*(12), pp. 940-949. <https://www.ncbi.nlm.nih.gov/pmc/articles/PMC2941540/>

—Magnesio

Boyle, N. B., Lawton, C., & Dye, L. (2017). The effects of magnesium supplementation on subjective anxiety and stress—a

systematic review. *Nutrients*, 9(5), 429. https://pubmed.ncbi.
nlm.nih.gov/28445426/

Potter, J. D., Robertson, S. P., & Johnson, J. D. (1981). Magnesium
and the regulation of muscle contraction. *Fed Proc.* 1981 Oct;
40(12), 2653-6. phttps://pubmed.ncbi.nlm.nih.gov/7286246/

Schwalfenberg, G. K., & Genuis, S. J. (2017). The Importance of
Magnesium in Clinical Healthcare. Scientifica, 2017, 4179326.
https://doi.org/10.1155/2017/4179326

Kubala, J. (8 de junio de 2020). 18 Terrific Foods to Help Relie-
ve Stress. Healthline. https://www.healthline.com/nutrition/
stress-relieving-foods

Capítulo 6. Energía

Kubala, J., & Spritzer, F. (9 de diciembre de 2021). *Why Do You
Feel Exhausted? 12 Reasons (Plus Solutions).* Healthline.
https://www.healthline.com/nutrition/10-reasons-you-are-tired

Tardy, A., Pouteau, E., Marquez, D., Yilmaz, C., & Scholey, A.
(2020). Vitamins and Minerals for Energy, Fatigue and Cog-
nition: A Narrative Review of the Biochemical and Clinical Evi-
dence. *Nutrients*, Jan; 12(1): 228.

—Fatiga

Lindemann, J. C. (2020). Fatigue. En R. D. Kellerman & D. P. Rakel
(Eds.), *Conn's Current Therapy 2021* (pp. 14-15). Elsevier.

Hruby, A & Hu, F. B. (2015). The Epidemiology of Obesity: A Big Picture. *Pharmacoeconomics*, Jul; 33(7): 673–689. https://www.ncbi.nlm.nih.gov/pmc/articles/PMC4859313/

—Maca

Pino-Figueroa, A., Nguyen, D., & Maher, T.J. (2010). Neuroprotective effects of Lepidium meyenii (Maca). *Ann N Y Acad Sci.*, Jun; 1199:77-85. https://pubmed.ncbi.nlm.nih.gov/20633111/

—Ginseng

Kennedy, D., & Scholey, A. (2003). Ginseng: Potential for the enhancement of cognitive performance and mood. *Pharmacology Biochemistry and Behavior*, 75(3), 687-700. https://researchportal.northumbria.ac.uk/en/publications/ginseng-potential-for-the-enhancement-of-cognitive-performance-an

—Vitamina B12

Office of Dietary Supplements, National Institutes of Health. (9 de marzo de 2022). Vitamin B12. https://ods.od.nih.gov/factsheets/VitaminB12-HealthProfessional/

Capítulo 7. Hidratación

Water Science School. (22 de mayo de 2019). *The Water in You: Water and the Human Body*. United States Geological Survey. https://www.usgs.gov/special-topics/water-science-school/science/water-you-water-and-human-body?qt-science_center_objects=0#overview

Goodman, A. B., Blanck, H. M., Sherry, B., Park, S., Nebeling, L., & Yaroch, A. L. (2007). Behaviors and Attitudes Associated With Low Drinking Water Intake Among US Adults, Food Attitudes and Behaviors Survey. Prev Chronic Dis 2013;10:120248. https://www.cdc.gov/pcd/issues/2013/12_0248.htm

Brianna Elliott, B. (9 de agosto de 2017). 19 Water-Rich Foods That Help You Stay Hydrated. Healthline. https://www.healthline.com/nutrition/19-hydrating-foods

Capítulo 8. Prebióticos, probióticos y posbióticos

Mayo Clinic. (29 de julio de 2021). *Los prebióticos, los probióticos y la salud.* https://www.mayoclinic.org/es-es/prebiotics-probiotics-and-your-health/art-20390058

—Posbióticos

Wegh, C. A. M., Geerlings, S. Y., Knol, J., Roeselers, G., & Belzer, C. (2019). Postbiotics and Their Potential Applications in Early Life Nutrition and Beyond. Int J Mol Sci. Oct; 20(19): 4673 https://www.ncbi.nlm.nih.gov/pmc/articles/PMC6801921/

—Kimchi

https://ich.unesco.org/es/RL/kimjang-modo-de-preparar-y-compartir-conservas-kimchi-en-la-republica-de-corea-00881

—Kéfir

Leech, J. (24 de marzo de 2022). 9 Evidence-Based Health Benefits of Kefir. Healthline. https://www.healthline.com/nutrition/9-health-benefits-of-kefir

—Alcachofas

Aksu, Ö., & Altinterim, B. (2013). Hepatoprotective effects of artichoke (Cynara scolymus). https://www.researchgate. net/publication/268517529_Hepatoprotective_effects_of_ artichoke_Cynara_scolymus

Capítulo 9. Fibra

Mayo Clinic. (29 de julio de 2021). *Fibra alimentaria: esencial para una alimentación saludable.* https://www.mayoclinic.org/es-es/healthy-lifestyle/nutrition-and-healthy-eating/in-depth/ fiber/art-20043983

Mayo Clinic. (29 de julio de 2021). Tabla de alimentos con alto contenido de fibra. https://www.mayoclinic.org/es-es/healthy-lifestyle/nutrition-and-healthy-eating/in-depth/high-fiber-foods/art-20050948

—Diente de león

McCabe, L., Britton, R. A., & Parameswaran, N. (2015). Prebiotic and Probiotic Regulation of
Bone Health: Role of the Intestine and its Microbiome. *Current Osteoporosis Reports, 13*(6), pp. 363-371. Disponible en <https://link.springer.com/article /10.1007/s11914-015-0292-x# citeas> y <https://www.ncbi.nlm.nih.gov/pmc/articles/ PMC4623939/>

—Avena

Singhal, S., Baker, R. D., & Baker, S. S. (2017). A Comparison of the Nutritional Value of Cow's Milk and Nondairy Beverages.

Journal of Pediatric Gastroenterology and Nutrition, *64*(5), pp. 799-805. Disponible en <https://www.ncbi.nlm.nih.gov/pubmed/27540708/>.

—**Nopal**

Guevara-Cruz, M., Tovar, A. R., Aguilar-Salinas, C. A., Medina-Vera, I., Gil-Zenteno, L., Hernández-Viveros, I., López-Romero, P., Ordaz-Nava, G., Canizales-Quinteros, S., Guillen Pineda, L. E., & Torres, N. (2012) A Dietary Pattern Including Nopal, Chia Seed, Soy Protein, and Oat Reduces Serum Triglycerides and Glucose Intolerance in Patients with Metabolic Syndrome, *The Journal of Nutrition*, *142* (1), pp. 64–69. https://doi.org/10.3945/jn.111.147447

Capítulo 10. Proteínas

Kruger, M. C., & Horrobin, D. F. (1997). Calcium metabolism, osteoporosis and essential fatty acids: a review. Progress in lipid research, 36(2-3), 131–151. https://doi.org/10.1016/s0163-7827(97)00007-6

Capítulo 11. El sueño y el cerebro

Beccuti, G., & Pannain, S. (2011). Sleep and obesity. En Current Opinion in Clinical Nutrition and Metabolic Care, Jul; 14(4), 402-412. https://pubmed.ncbi.nlm.nih.gov/21659802/

Harvard Medical School. (6 de marzo 2021). *Foods linked to better brainpower*. Harvard Health Publishing. https://www.health.harvard.edu/healthbeat/foods-linked-to-better-brainpower

Sexton, C. E., Storsve, A. B., Walhovd, K. B., Johansen-Berg, H., & Fjell, A. M. (9 de septiembre de 2014). Poor sleep quality is associated with increased cortical atrophy in community-dwelling adults. *Neurology*, 83(11) 967-973. https://n.neurology.org/content/83/11/967

Jacobo Mintzer, J., Donovan, K. A., Kindy, A. Z., Lock, S. L., Chura, L. R., & Barracca, N. (4 de octubre de 2019). Lifestyle Choices and Brain Health. *Front Med (Lausanne)*, 6: 204.

Suni, E. (11 de marzo de 2022). The Best Foods To Help You Sleep. Sleep Foundation. https://www.sleepfoundation.org/nutrition/food-and-drink-promote-good-nights-sleep

—Cúrcuma
Mishra, S., & Palanivelu, K. (2008). The effect of curcumin (turmeric) on Alzheimer's disease: An overview. *Ann Indian Acad Neurol*, Jan-Mar; 11(1): 13–19.

Soleimani, V., Sahebkar, A., & Hosseinzadeh, H. (junio de 2018). Turmeric (Curcuma longa) and its major constituent (curcumin) as nontoxic and safe substances. Phytother Res, 32(6), pp. 985-995. https://pubmed.ncbi.nlm.nih.gov/29480523/

—Lavanda
Kasper, S., Gastpar, M., Müller, W. E., Volz, H. P., Möller, H. J., Schläfke, S., & Dienel, A. (2014). Lavender oil preparation Silexan is

effective in generalized anxiety disorder – a randomized, double-blind comparison to placebo and paroxetine. *International Journal of Neuropsychopharmacology*, 17(6), 859–869. https://academic.oup.com/ijnp/article/17/6/859/691858?login=false

—Cerezas

Pigeon, W. P., Carr, M., Gorman, C., & Perlis, M. L. (2010). Effects of a Tart Cherry Juice Beverage on the Sleep of Older Adults with Insomnia: A Pilot Study. *J Med Food*, 13(3): 579–583. https://www.ncbi.nlm.nih.gov/pmc/articles/PMC3133468/

El **Dr. Juan Rivera** es médico internista, con especialización en cardiología y estudios realizados en el prestigioso Johns Hopkins University Hospital. Su credibilidad, experiencia, cercanía y carisma lo han convertido en líder indiscutido en temas de salud entre la comunidad hispana. Es experto médico para la cadena Univision en programas como *Primer Impacto*, *Despierta América*, *Noticiero Univision* y *Al Punto, con Jorge Ramos*. Es autor de *Mejora tu salud de poquito a poco* (Aguilar, 2016), *Santo remedio* (Aguilar, 2017), *La mojito diet* (Atria, 2018) y *Santo remedio para mujeres* (Aguilar, 2020).

Actualmente maneja su propio centro de Salud, Prevención y Bienestar Cardiovascular en el prestigioso hospital Mount Sinaí de Miami Beach, Florida, donde también es director de Prevención Cardiovascular en la división de Cardiología.

Sabrina Hernández-Cano es dietista licenciada, consejera de nutrición y educadora certificada en diabetes. Egresada de la Universidad Internacional de Florida en ciencias en dietética y nutrición, también se formó profesionalmente en la Cleveland Clinic y el Palm

Springs General Hospital. Sabrina forma parte de la Academia de Dietética y Nutrición y de la American Association of Diabetes Educators, fue presidenta de la Miami Dietetic Association de 1999 a 2000, y ha aparecido en Univision, ABC News, NBC, Telemundo y WLRN-TV en segmentos sobre nutrición, bienestar y diabetes. Actualmente, es la nutricionista principal de Santo Remedio (en.misantoremedio.com).

Para más información sobre Entalla visita:
mientalla.com